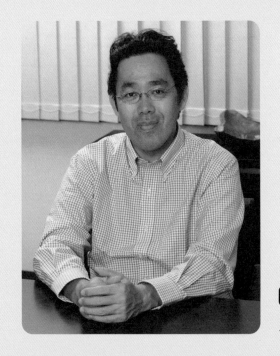

川島隆太○○○○ ！

脳活 きらめきパズル

監修
川島隆太（東北大学教授）

遊びながら 認知機能 を 向上させましょう!

- 本書は脳活性実験で前頭葉の血流増加効果のあった問題を収録しています。

- 楽しみながら「認知力」「注意力」「情報処理」の向上が期待できます。

脳の前頭葉の血流が増え脳活性が実証されました

脳の前頭前野（ぜんとうぜんや）の機能低下を防ぎましょう

年齢を重ねていくうちに物忘れが多くなり、**記憶力や注意力、判断力の衰え**が始まります。このような衰えの原因は、脳の前頭葉（ぜんとうよう）にある前頭前野（ぜんとうぜんや）の機能低下です。脳が行う情報処理、行動・感情の制御はこの前頭前野（ぜんとうぜんや）が担っており、社会生活を送る上で非常に重要な場所です。そこで、脳の機能を守るためには、前頭前野（ぜんとうぜんや）の働きを活発にすることが必要となってきます。

脳の活性化を調べるために多数実験しました

脳の前頭前野（ぜんとうぜんや）を活発にする作業は何なのか、多数の実験を東北大学と学研の共同研究によって行いました。その時の様子が下の写真です。

漢字や熟語の読み書き、音読、足し算や掛け算などの単純計算、なぞり書きの書写、イラスト間違い探し、文字のパズル、また写経やオセロ、積み木など幅広い作業を光トポグラフィという装置を使い、作業ごとに脳の血流の変化を調べていきました。

読み書き計算
イラスト間違い探し
漢字パズル など
多数の作業を
実験しました

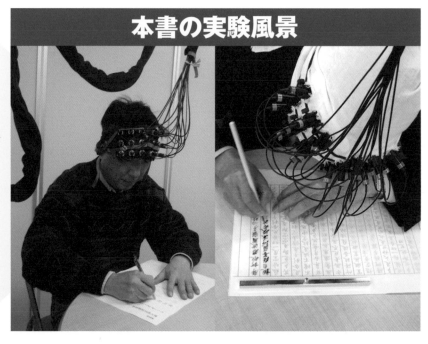

本書の実験風景

脳の血流変化の実験画像

▼ 実験前（安静時）

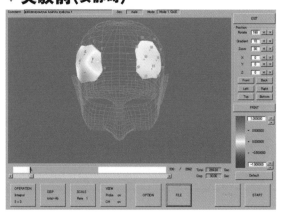

▼ 本書の実験

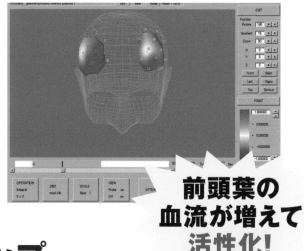

**前頭葉の
血流が増えて
活性化！**

本書で前頭葉（ぜんとうよう）の働きがアップ

　実験の結果、本書に掲載している漢字の読み書きや計算、イラスト間違い探し、文字や数字のパズルなど、各問題に取り組むと上の画像のとおり前頭葉（ぜんとうよう）の血流が増え、脳が**非常に活性化していることが判明**しました。手先をデリケートに使う文字の読み書きや、簡単な計算を繰り返す作業、記憶をたどって解く文字のパズル、また細かな違いを見分けるイラスト間違い探しなど、前頭葉（ぜんとうよう）の働きを高めることが実証されたのです。

カンタンなパズルで認知機能を向上

　実験で行ったパズルは難しいものは一切なく、カンタンな問題ばかりです。実はこうしたカンタンなパズルをどんどん解くほうが、より脳を活性化させることが科学的に証明されているのです。カンタンな問題をどんどん速く解くことで頭の回転力が高まり、脳の前頭前野（ぜんとうぜんや）をきたえることができます。**脳活性の効果が高い本書**で、脳の前頭前野（ぜんとうぜんや）をきたえることができますから、認知機能の向上が期待できます。

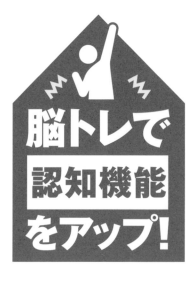

**脳トレで
認知機能
をアップ！**

本書のドリルを集中して解く

▼

脳の前頭葉（ぜんとうよう）の血流が増えて脳活性！

▼

記憶力・認知力・情報処理・注意力が向上

脳トレで脳の健康を守ろう！
前頭前野をきたえる習慣が大切

脳の機能低下は前頭前野の衰えが原因

「知っている人の名前がでてこない」「台所にきたのに何をしにきたのかわからない」そんな経験をしたことはありませんか。脳の機能は、実は20歳から低下しはじめることがわかっており、歳をとりもの忘れが多くなるのは、自然なことです。ただ、脳の衰えに対して何もしなければ、脳の機能は下がっていくばかり。やがて社会生活を送ることが困難になっていきます。

脳の前頭前野が衰えていくと、思考力や判断力が低下して「他人との会話がうまく理解できない」「イライラを我慢できずキレやすくなる」などの症状がみられるようになります。

このように、前頭前野は「話す」「聞く」「判断する」「コミュニケーション」「行動や感情のコントロール」など、私たちが生活する上で全ての指令を出しているのです。

人間らしい生活に重要な「前頭前野」の働き

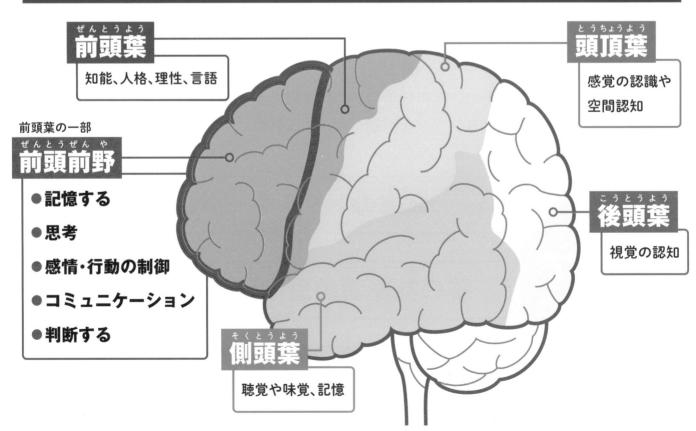

前頭葉
知能、人格、理性、言語

前頭葉の一部
前頭前野
- 記憶する
- 思考
- 感情・行動の制御
- コミュニケーション
- 判断する

側頭葉
聴覚や味覚、記憶

頭頂葉
感覚の認識や空間認知

後頭葉
視覚の認知

何歳でも脳トレで認知機能が向上する

脳を正しくきたえて前頭前野(ぜんとうぜんや)を活性化!

　歳をとれば体の働きが低下するのと同様に、脳の働きも低下していきます。しかし何もしないで歳をとるのは賢くありません。脳の健康を保つための習慣を身につければ、歳をとってもいきいきと暮らすことができるのです。

　私たちの研究では、どの年代であっても**脳をきたえると脳の認知機能が向上**することが証明されています。

　体の健康のために体を動かすのと同様に、脳を正しくきたえることでその低下を防ぎ、活発に働くように保つことができるのです。特に有効な作業が、実際に手を使って文字や数字を書くこと。そう、わかりやすくいえば「読み書き計算」です。

本書に直接書き込み脳をきたえましょう

　ではテレビを見たり、スマホを使ったりするときの脳はどうでしょうか? 実は脳の前頭前野(ぜんとうぜんや)はほとんど使われていません。パソコンやスマホで文字を入力する際は、画面に出てくる漢字の候補を選択するだけですから、漢字を書く手間も思い出す手間もいらないので、脳を働かせていないわけです。

　鉛筆やペンを手に持ち、頭を働かせながら誌面に文字や数字を直接書きこみ、脳をきたえていきましょう。本書では、文字を扱った問題、数字を扱った問題、イラスト系の問題を掲載しています。文字パズルでは昔習った漢字や言葉で**記憶力や理解・判断などの認知力**をきたえます。数字のパズルでは単純な計算を続けることで**情報処理力アップ**につながります。イラストパズルでは細部の違いを見分けるための**注意力と集中力**をきたえていきます。毎日10～15分でいいですから、脳の健康を守ることを習慣づけましょう。

脳トレの効能

文字パズル	▶ **記憶力・認知力**をアップ
計算パズル	▶ **情報処理の力**をアップ
イラストパズル	▶ **注意力・集中力**をアップ

ドリルで遊びながら脳力アップ！

各問題はどんな脳力をきたえるのか、「記憶力」「認知力」「情報処理」「注意力」のマークを誌面上部にのせています。「この問題は記憶力に効く」というように、何に効くのか意識しながら集中して取り組みましょう。

記憶力・認知力UP

昔習った漢字や言葉を思い出す「記憶力」（思い出す力）や、答えの熟語や漢字を組み立てる「認知力」をきたえます。

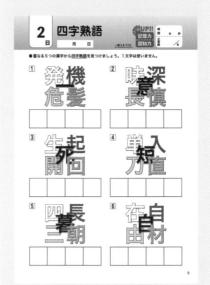

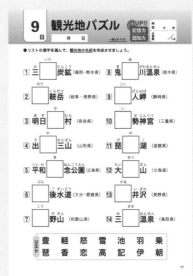

情報処理UP

足し算、掛け算、引き算など単純な計算を繰り返すことで「情報処理」の力をきたえます。できるだけ自分の限界の速さで解き進めましょう。

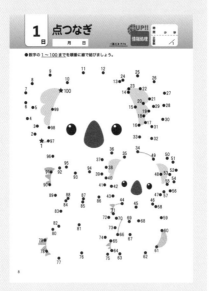

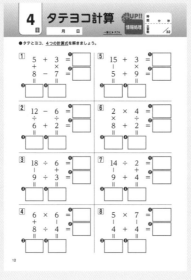

注意力UP

イラスト間違い探し、仲間はずれ探しなど、細かな違いを見分ける「注意力」、「集中力」をきたえます。

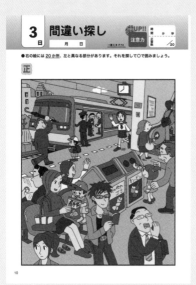

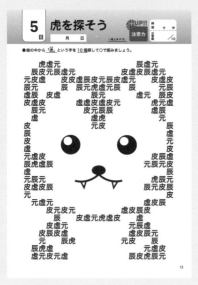

「働く脳」になる3つのポイント

❶ 速く解く～頭の回転力が向上

脳トレ最大のポイントは「とにかく速く解く」です。間違えないようにじっくり慎重にやることはおすすめしません。自分の限界の速さで**パッパッパッと猛スピードで解く**ことにより、脳の情報処理速度が上がっていくからです。脳トレは学校のテストとは違い、間違いは特に問題ではありません。全力で素早く解いていきましょう。

❷ 短い時間で全力集中!

脳トレに慣れると、「長い時間やったほうが脳にいい」「たくさんやるほどいい」と思うかもしれません。しかしそれは間違いです。全力の速さで解くことは**脳を最大限働かせている状態**ですから、30分や1時間もやると集中力が切れ、だらだらやり続けることになります。10～15分以内、短時間集中型で取り組みましょう。

❸ 毎日の日課に。作業時間を記録する

気が向いたときにやる、2～3日ごとにやるのでは脳トレの効果は全く発揮されません。短時間で**毎日、集中して脳を動かす習慣がとても重要**です。同じ問題で「かかった時間」が徐々に短くなっているかどうか、チェックしてみましょう。記録することで毎日の日課として習慣づけることができますよ。

1 日

点つなぎ

月　日

UP!!
情報処理

→答え▶ P.74

時間　　分　　秒
正答数　　／1

● 数字の 1 〜 100 までを順番に線で結びましょう。

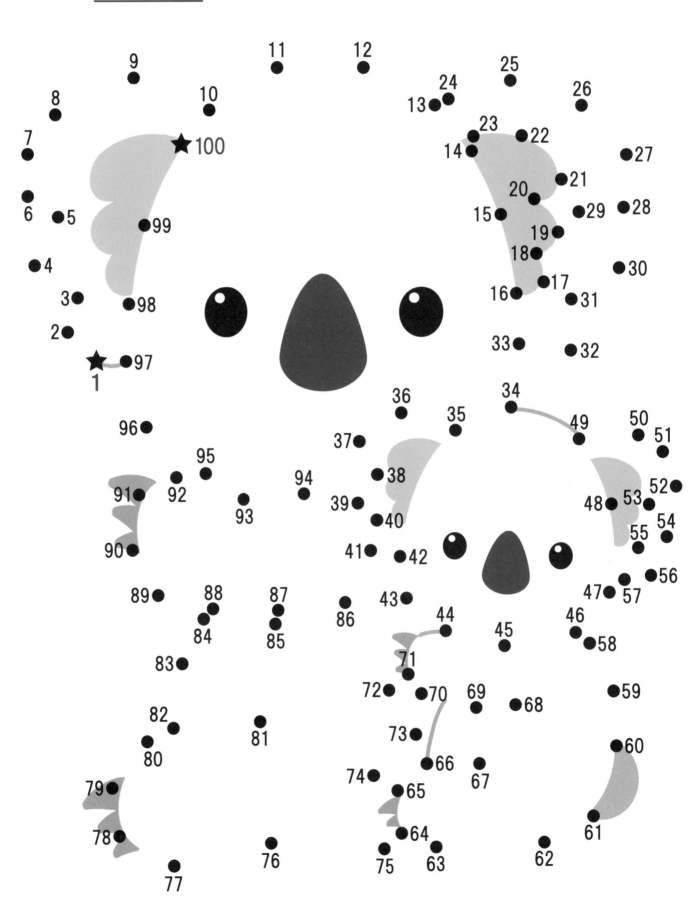

●重なる5つの漢字から四字熟語を見つけましょう。1文字は使いません。

1　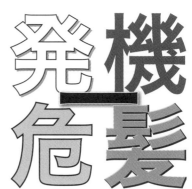

2　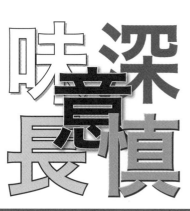

3　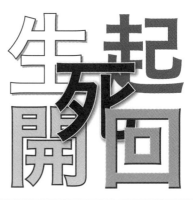

4　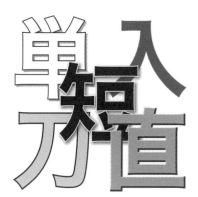

5　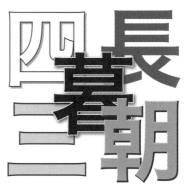

6　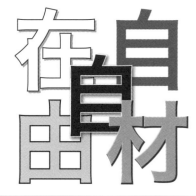

注意力

時間　　分　秒
正答数　　／20

→答え▶ P.74

●右の絵には **20か所**、左と異なる部分があります。それを探して〇で囲みましょう。

正

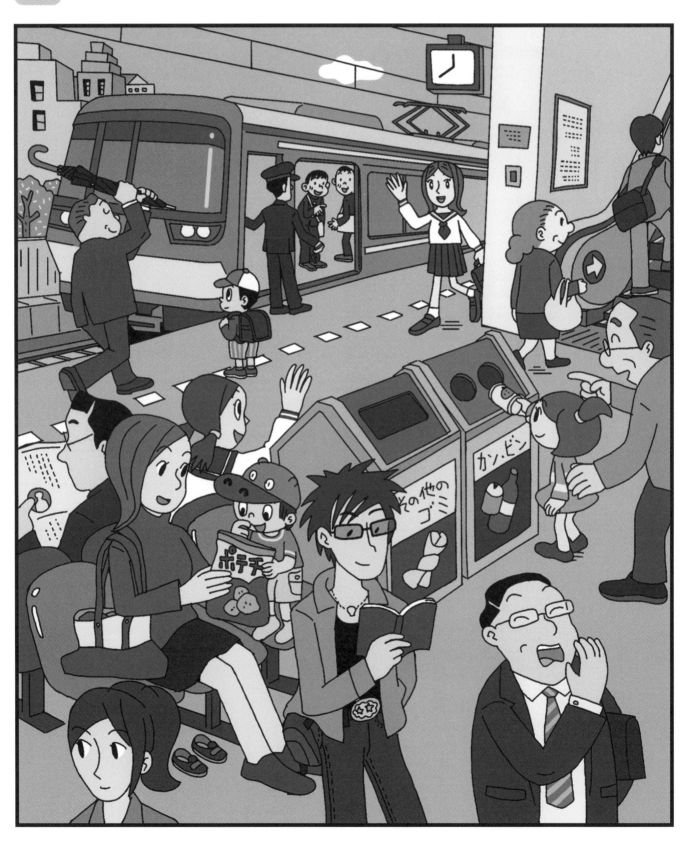

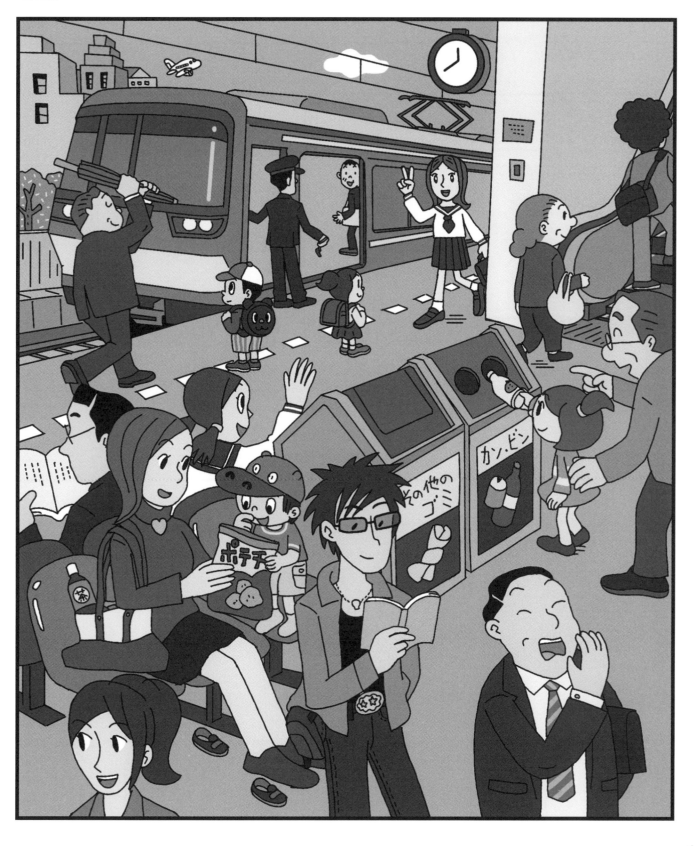

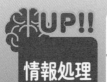
●タテとヨコ、4つの計算式を解きましょう。

1.
$$5 + 3 = ❶$$
$$+ \quad \times \quad ❷$$
$$8 - 7 =$$
$$= \qquad =$$
❸　　❹

5.
$$15 + 3 = ❶$$
$$- \quad \times \quad ❷$$
$$5 + 9 =$$
$$= \qquad =$$
❸　　❹

2.
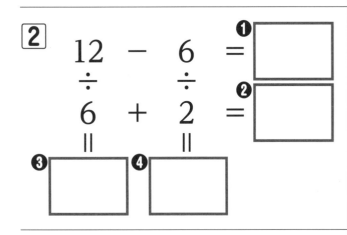
$$12 - 6 = ❶$$
$$\div \quad \div \quad ❷$$
$$6 + 2 =$$
$$= \qquad =$$
❸　　❹

6.
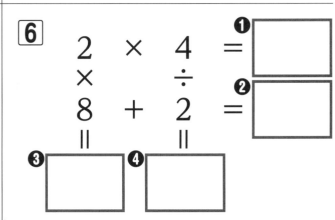
$$2 \times 4 = ❶$$
$$\times \quad \div \quad ❷$$
$$8 + 2 =$$
$$= \qquad =$$
❸　　❹

3.
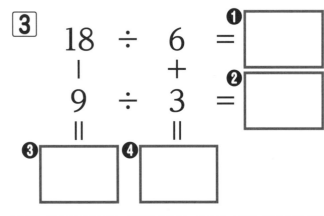
$$18 \div 6 = ❶$$
$$- \quad + \quad ❷$$
$$9 \div 3 =$$
$$= \qquad =$$
❸　　❹

7.
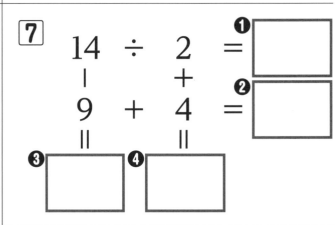
$$14 \div 2 = ❶$$
$$- \quad + \quad ❷$$
$$9 + 4 =$$
$$= \qquad =$$
❸　　❹

4.
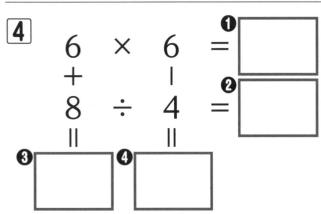
$$6 \times 6 = ❶$$
$$+ \quad - \quad ❷$$
$$8 \div 4 =$$
$$= \qquad =$$
❸　　❹

8.
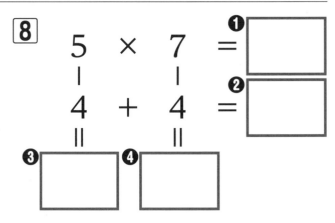
$$5 \times 7 = ❶$$
$$- \quad - \quad ❷$$
$$4 + 4 =$$
$$= \qquad =$$
❸　　❹

虎を探そう

月　日

UP!!

注意力

時間　　分　　秒

正答数　　／10

→答え▶ P.75

● 絵の中から「虎（とら）」という字を 10 個探して○で囲みましょう。

虎虚元　　　　　　　　　　　　辰虚元
辰皮元辰虚元　　　　　　　皮虚皮辰虚元
元皮虚　　　皮皮虚辰皮元辰皮虚元　　皮虚皮
辰元　　　辰　辰元虎虚元辰　辰　　　元辰
虚辰　皮虚　　　　辰元　　　　虚元　　辰皮
皮虚皮　　　　虚虚皮虚皮元　　　　虎元虚
辰元　　　　　皮元辰辰　　　　　虚辰皮
虚　　　　　　　虚虎　　　　　　元
皮　　　　　　　元皮　　　　　　　　辰
辰皮　　　　　　　　　　　　　　　虚元皮
皮虚　　　　　　　　　　　　　　　元辰元皮
元虚皮　　　　　　　　　　　皮辰虚皮
辰虎虚辰　　　　　　　　　元辰元皮
虚　　　　　　　　　　　　　　　辰
元辰元　　　　　　　　　　　虎辰虚元
皮虚皮辰　　　　　　　　　辰元皮辰
元　　　　　　　　　　　　　　　皮
　元虚元　　　　　　　　　　虚皮辰
　皮元皮元　　　　　虚皮辰皮
　　辰　　皮虚元虎虚皮　　虚
　　皮虚元　　　　　　元辰虚
　　皮辰皮虚　　　　　虚皮辰元
　　元　　　辰虎　　元皮　　　辰
辰虎虚　　　　　　　　　　元虚皮
虚元皮元虚　　　　　　　辰皮虎辰元

13

● 上の絵をつくるのに、使わないピース2つはどれでしょう？

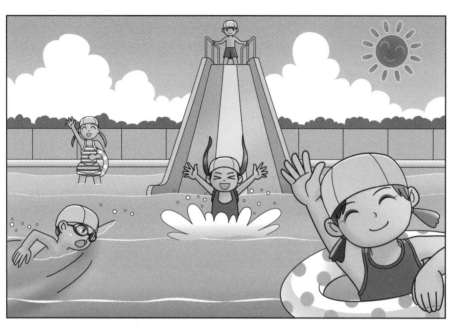

使わないピース

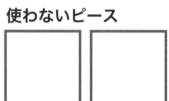

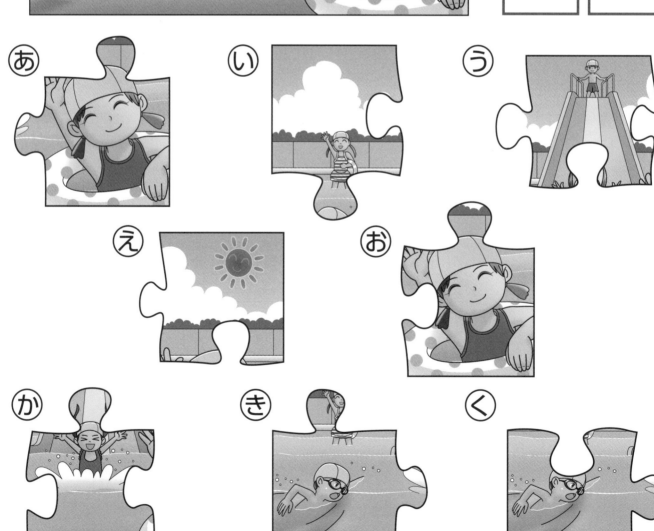

あ　い　う

え　お

か　き　く

UP!!
記憶力
認知力

→答え▶ P.75

時間　　　分　　秒
正答数　　／17

● マスの数をヒントに、リストの言葉をマスに入れましょう。重なったマスには同じカタカナが入ります。

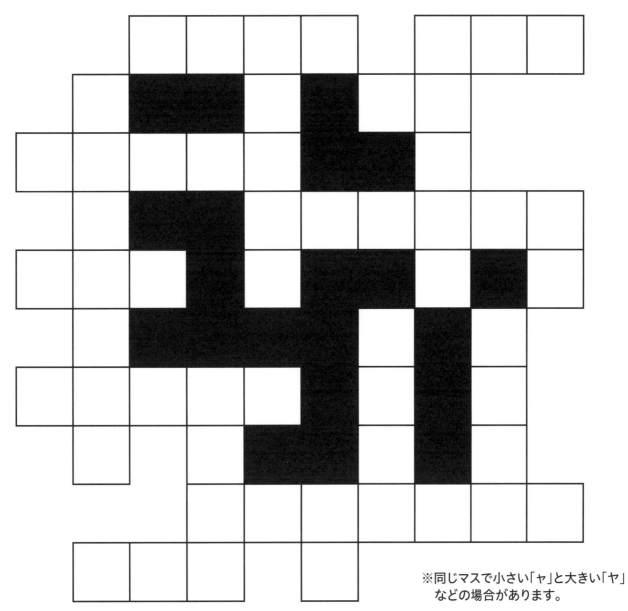

※同じマスで小さい「ャ」と大きい「ヤ」
などの場合があります。

リスト

2文字	メン(麺)　ハム　ルウ
3文字	オデン　サシミ(刺身)　ゾウニ(雑煮)
4文字	マカロニ　ヨセナベ(寄せ鍋)　スキヤキ(すき焼き) ヤキニク(焼き肉)
5文字	シュウマイ(焼売)　オムライス　ソーセージ ニクジャガ(肉じゃが)
6文字	ヤサイイタメ(野菜炒め)
7文字	ビーフシチュー　ロールキャベツ

※カッコ内の言葉は使いません。

ごちゃまぜ計算

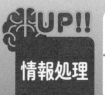

情報処理

時間　　分　秒

正答数　／12

→答え▶ P.75

●計算をして、答えを数字で書きましょう。文字を数字で書いて計算しても OK です。

1　ハチ ＋ 七 ＋ さんじゅうよん　＝

2　ハチジュウ － ろくじゅう ＋ ジュウサン ＝

3　三十五 － 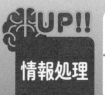 ＋ にじゅういち　＝

4　ゴジュウサン ＋ 二十 － 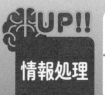　＝

5　四十三 ＋ 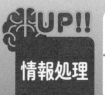 － さんじゅうろく　＝

6　ジュウロク ÷ 四 ＋ 二十七　＝

7　きゅう × ゴ ＋ 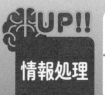　＝

8　四十二 ＋ さんじゅういち － 六　＝

9　きゅうじゅうろく ÷ 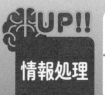 ＋ サン　＝

10　ナナジュウサン － じゅうはち　＝

11　よんじゅう ＋ ナナジュウハチ　＝

12　五十三 － ヨンジュウニ ＋ 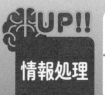　＝

● リストの漢字を選んで、観光地の名前を完成させましょう。

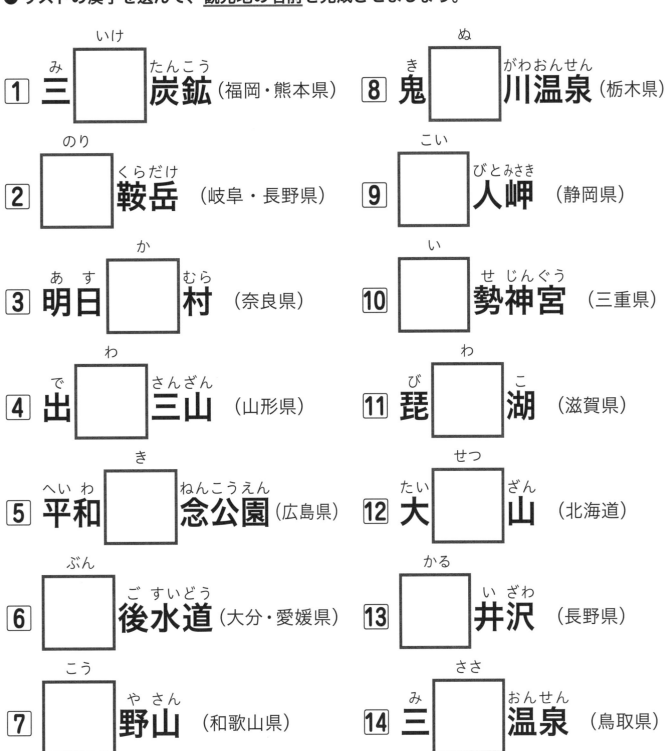

1 三[　]炭鉱（福岡・熊本県）　み・いけ・たんこう

2 [　]鞍岳（岐阜・長野県）　のり・くらだけ

3 明日[　]村（奈良県）　あす・か・むら

4 出[　]三山（山形県）　で・わ・さんざん

5 平和[　]念公園（広島県）　へいわ・き・ねんこうえん

6 [　]後水道（大分・愛媛県）　ぶん・ご・すいどう

7 [　]野山（和歌山県）　こう・や・さん

8 鬼[　]川温泉（栃木県）　き・ぬ・がわおんせん

9 [　]人岬（静岡県）　こい・びとみさき

10 [　]勢神宮（三重県）　い・せじんぐう

11 琵[　]湖（滋賀県）　び・わ・こ

12 大[　]山（北海道）　たい・せつ・ざん

13 [　]井沢（長野県）　かる・いざわ

14 三[　]温泉（鳥取県）　み・ささ・おんせん

リスト　豊　軽　怒　雪　池　羽　乗
　　　　琶　香　恋　高　記　伊　朝

17

点つなぎ

月　日

→答え ▶ P.76

UP!!
情報処理

時間	分　秒
正答数	／1

● 数字の 1 〜 100 までを順番に線で結びましょう。

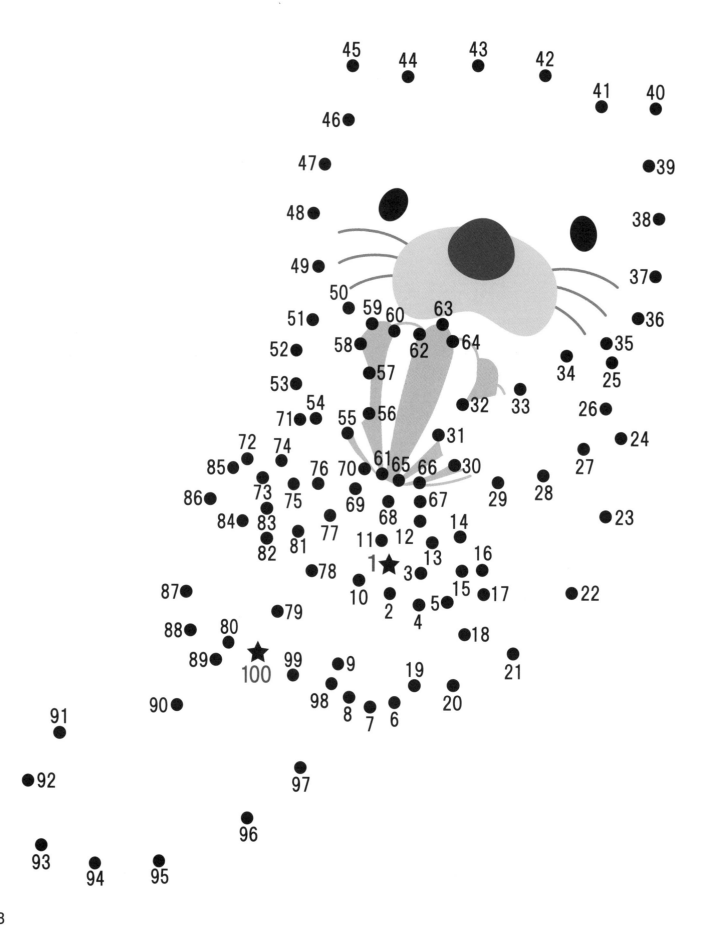

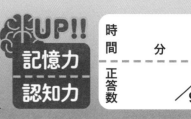

UP!!
記憶力
認知力

時間　　分　秒
正答数　／9

→答え▶ P.76

●漢字のパーツを組み合わせて、元の漢字1字をつくりましょう。

1
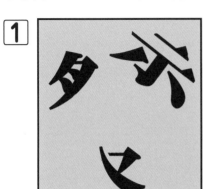
元の漢字 □

4
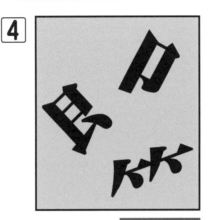
元の漢字 □

7
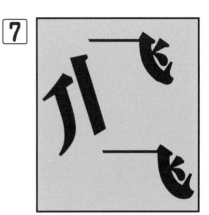
元の漢字 □

2
元の漢字 □

5
元の漢字 □

8
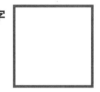
元の漢字 □

3
元の漢字 □

6
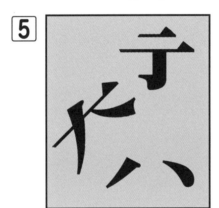
元の漢字 □

9
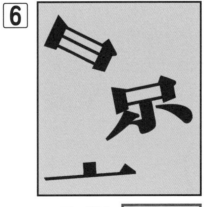
元の漢字 □

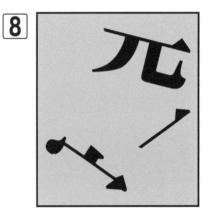
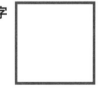
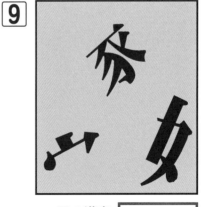

→答え▶ P.76

●例のように三角の3つの角の数をたすと、真ん中の数になります。あいている〇にあてはまる数を書きましょう。

1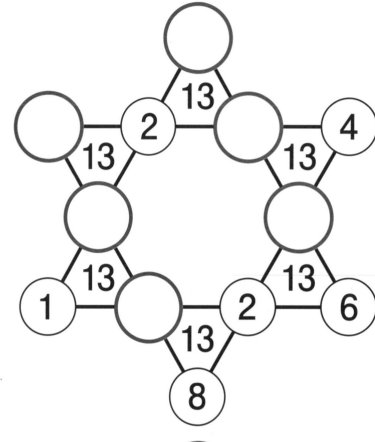

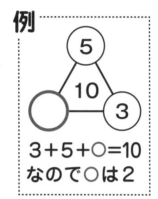

例

3＋5＋〇＝10
なので〇は2

2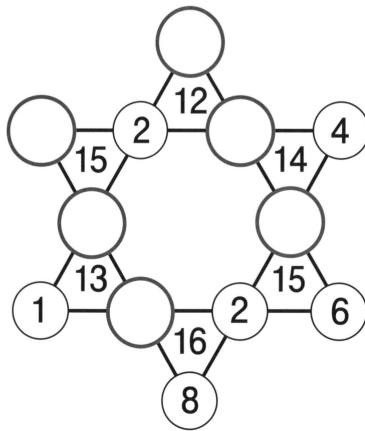

●例のように、1〜6のマスにリストの漢字を入れて、三字熟語を4つずつつくりましょう。リストの字は1度ずつ全て使います。

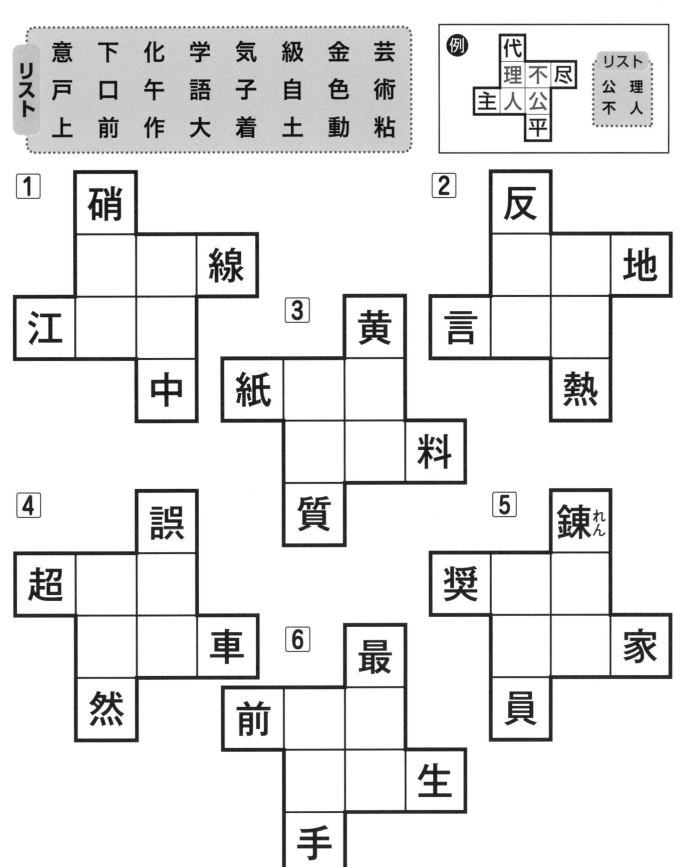

リスト
意　下　化　学　気　級　金　芸
戸　口　午　語　子　自　色　術
上　前　作　大　着　土　動　粘

例
代
理　不　尽
主　人　公
　　平

リスト
公　理
不　人

間違い探し

月　日

→答え▶ P.77

注意力

時間　　　分　　秒

正答数　　／5

●下の絵には5か所、上と異なる部分があります。それを探して〇で囲みましょう。

正

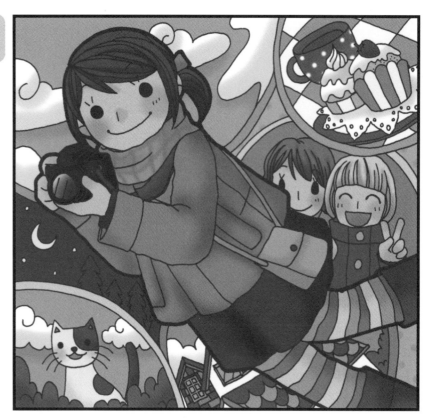

間違い5か所

誤

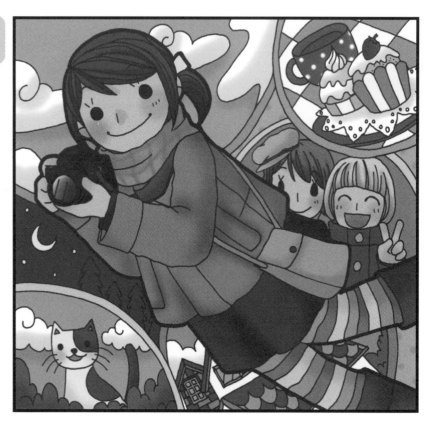

● タテ・ヨコのカギの表す言葉を、<u>カタカナ</u>でマス目に書き入れましょう。

1	2	3	■	4	5
■	6				
7			■		■
■		■	8		9
10		11		■	
12					

※同じマスで小さい「ッ」と大きい「ツ」などの場合があります。

【タテのカギ】

2　シャトルコックを打ち合うスポーツ
3　お好みのドレッシングをかけてお召し上がりください
4　高いところにある物を取るときに大活躍
5　「地下の階」を表すアルファベット
8　ブラックコーヒーには入れていない
9　塀や垣根、ぐるりとめぐらした柵など
10　「百獣の○○」といえば、ライオンのこと
11　「独活」と書く山菜

【ヨコのカギ】

1　鳥が飛ぶときに広げるもの
4　桃太郎さんが腰につけていた○○団子
6　髪を乾かしたりセットしたりするときに使う
7　折れ曲がりながら進む○○○くじ
8　物語や小説を書くのが仕事
10　たとえば、長男から見た次男
12　リレー、玉入れ、ダンス……楽しい学校行事♪

23

月　日

→答え ▶ P.77

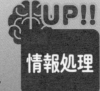 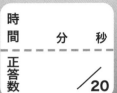

情報処理

時間　　分　秒
正答数　／20

● 線でつながった2マスには同じ数が入ります。マスに答えを書きましょう。

1　9 ＋ □ = 15
　　　8 － □ = □

2　10 ＋ □ = 14
　　　7 × □ = □

3　12 ＋ □ = 16
　　　8 － □ = □

4　27 ÷ □ = 9
　　　17 ＋ □ = □

5　6 － □ = 4
　　　12 ÷ □ = □

6　3 ＋ 1 = □
　　　4 × □ = □

7　8 － 3 = □
　　　10 ÷ □ = □

8　22 － 5 = □
　　　6 ＋ □ = □

9　3 ＋ 4 = □
　　　14 ÷ □ = □

10　7 － 6 = □
　　　26 － □ = □

17 日

漢字絵間違い探し

UP!!
注意力

時間　　分　秒
正答数　／7

月　日

→答え▶ P.77

●「果物」がテーマの漢字絵です。この中に、周囲と違う漢字が7つまざっていますので、それを探して○で囲みましょう。

間違い7か所

```
       葉葉葉　　葉葉　　葉
       葉葉　葉　葉葉
     葉葉葉葉葉葉葉葉葉葉　　　　　　　　　　　　茎
       葉葉葉葉葉葉葉葉葉葉　　　　　　　　　　茎
   苺苺苺　葉葉葉葉葉葉葉葉　　　　梨梨梨梨梨梨梨梨　茎茎　梨
   苺苺苺苺苺　葉葉　葉葉葉　　苺苺　梨梨梨梨梨梨梨梨梨梨　茎茎　梨
  苺苺苺苺苺苺　葉　苺　葉　苺苺苺苺　梨梨梨梨梨梨梨梨梨梨梨　梨梨
  苺苺苺苺苺苺苺苺　苺苺苺　苺苺苺苺　梨梨梨梨梨梨梨梨梨梨梨梨梨梨
  苺苺苺　苺苺苺苺苺苺苺苺苺　梨梨梨梨梨梨梨梨梨梨梨梨梨
 苺苺苺苺苺苺苺苺苺苺苺苺苺苺草苺　梨梨梨梨梨梨梨梨梨梨梨梨梨梨
 苺苺苺苺苺苺苺苺苺苺苺苺苺苺苺　梨梨梨梨梨梨梨梨梨梨梨梨梨梨
  苺　苺苺苺苺苺苺苺　苺苺苺苺苺苺　梨梨梨梨梨梨梨梨梨梨梨梨梨梨
 苺苺苺苺苺苗苺苺苺苺苺苺　苺苺苺苺　梨梨梨梨梨梨梨梨梨梨梨利梨梨梨
 苺苺苺苺苺苺苺苺苺苺苺苺　苺苺苺苺　梨梨梨梨梨梨梨梨梨梨梨梨梨梨
 苺苺苺　苺苺苺苺苺苺　　苺苺苺苺　梨梨梨梨梨梨梨梨梨梨梨梨
 苺苺苺　苺苺苺苺苺苺　梨梨梨梨梨梨梨　梨梨梨梨梨
 苺苺苺苺苺苺苺苺苺苺苺苺苺　苺苺苺苺　梨梨梨梨梨梨梨梨　枝枝枝　梨梨梨梨
 苺苺苺苺苺苺苺苺苺苺苺苺苺苺　苺苺苺苺　梨梨梨梨梨梨梨梨　枝村枝枝枝　梨梨梨
 苺苺苺苺苺苺苺苺苺苺苺苺苺苺苺　梨梨梨梨梨梨梨梨　枝枝枝枝　梨梨梨
苺苺苺苺　苺苺苺苺苺苺苺苺苺苺苺苺　梨梨梨梨梨梨梨梨　　枝枝　梨梨
苺　苺苺苺苺苺苺苺苺苺苺　梨梨梨梨梨梨梨梨梨梨　　枝枝　梨
苺苺苺苺苺苺苺苺　葉葉葉　葉葉葉葉葉　梨　梨梨梨梨梨梨梨梨梨　枝枝　梨
苺苺苺苺苺苺　柿柿柿　葉葉葉葉葉葉葉木葉葉葉葉　柿　梨梨　　枝枝
苺苺苺苺苺苺　柿柿柿柿柿　葉葉葉葉　葉葉葉葉葉　柿柿柿　実実実　　実実実
  柿柿柿柿柿柿柿　葉葉　柿　葉葉葉　柿柿柿柿　実実実実実　実実実実実
  柿柿柿柿柿柿柿柿柿　柿柿柿　　柿柿柿柿柿　実実実実　実実実実
  柿柿柿柿柿柿柿柿柿柿柿柿柿柿柿柿柿柿　実実実実　実実実実
  柿柿柿柿市柿柿柿柿柿柿柿柿柿柿柿柿柿　実実実　　実実実　　実実実
柿柿柿柿柿柿柿柿柿柿柿柿柿柿柿柿柿柿柿　実実実実実
柿柿柿柿柿柿柿柿柿柿柿柿柿柿柿柿柿柿　実実実実実　　実実実　　　実実実
柿柿柿柿柿柿柿柿柿柿柿柿柿柿柿柿柿柿　実実実実実　実実実実実　実実実実実
柿柿　柿柿柿柿柿柿柿柿柿柿柿柿柿柿柿　実実実　実実実実実　実実実実実
柿柿　柿柿柿柿柿柿柿柿柿柿柿柿柿柿柿柿　実実実実実　実実実実実
柿柿　柿柿柿柿柿柿柿柿柿柿柿柿柿柿柿　実実実　実実実　　実実実
柿柿　柿柿柿柿柿柿柿柿柿柿柿柿柿柿柿　実実実実実
柿柿　柿柿柿柿柿柿柿柿柿柿柿柿柿柿柿　実実実実実　　実実実　　実実実
柿柿柿　柿柿柿柿柿柿柿柿柿柿柿柿柿　実実実実実　実実実実　実実実
  柿柿柿柿　滞柿柿柿柿柿滞滞滞柿柿柿柿柿　実実実　実大実実実　実実実
    柿柿柿　柿柿柿柿柿柿柿柿柿柿柿柿柿　実実実実実実　実実実
      柿柿柿柿柿柿柿柿柿柿柿柿柿柿柿　実実実実実　実実実
        柿柿柿柿柿柿柿柿柿柿柿柿柿柿　実実実実実実実　　　実実
          柿柿柿柿柿柿柿柿柿柿柿柿柿柿　実実実実実実　実実実実実
                            実実実実実実　実実実実実
```

25

→答え▶ P.78

記憶力
認知力

時間　　分　　秒

正答数　／4

●カードの漢字を組み合わせて、三字熟語を2つずつつくりましょう。

1

物　心　植　力　遠　動

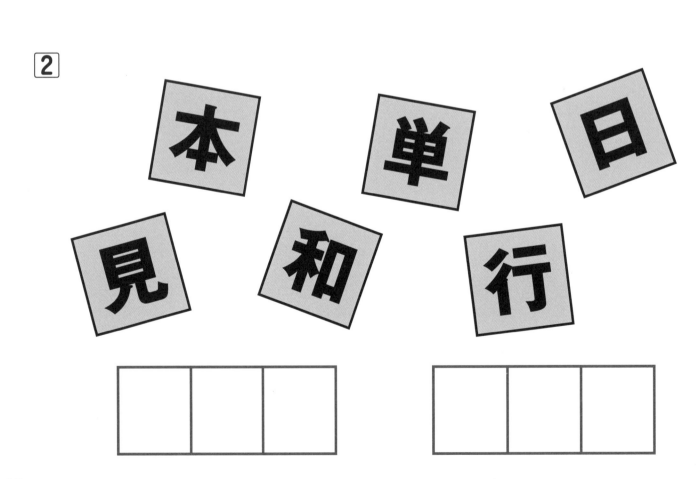

2

本　単　日　見　和　行

UP!!
情報処理

時間　　分　　秒
正答数　　／10

● 8でわりきれる数（8の倍数）が5つあります。答えを□に書きましょう。

1

74	17	5	88	46	93
78	20	81	83	76	15
43	72	64	84	35	53
92	65	14	2	10	23
95	19	42	58	61	45
80	18	8	94	67	30

2

35	13	20	51	81	17
16	76	45	50	22	15
58	73	32	86	63	96
65	14	18	24	4	69
61	56	28	19	68	6
31	70	98	37	75	55

20日 使わないピース

月　日

注意力

UP!!

→答え▶ P.78

時間　　分　　秒

正答数　／1

● 上の絵をつくるのに、使わないピースはどれでしょう？

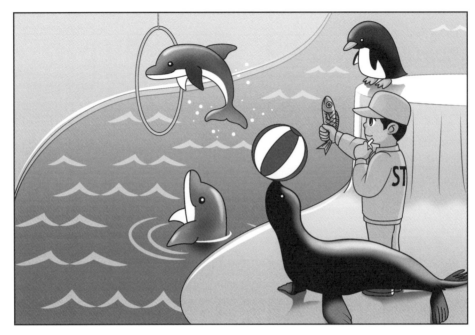

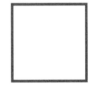

使わない
ピース

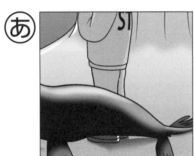

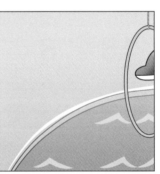

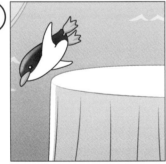

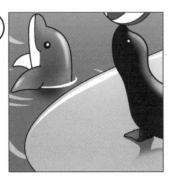

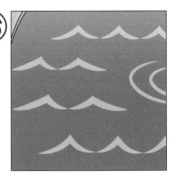

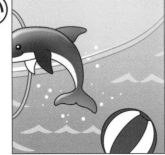

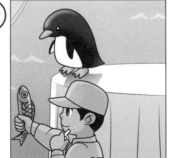

●リストの四字熟語をタテ・ヨコ・ナナメの8方向から探して、「温故知新（おんこちしん）」のように線を引きましょう。その後、使わずに残った文字を、左上から下へ順に書きましょう。

残った文字（四字熟語）

聞	踏	不	言	実	行	花	意
温	未	歩	月	進	日	気	外
故	人	代	手	鳥	投	天	風
知	前	変	前	合	想	針	温
新	和	応	味	奇	所	小	四
進	洋	機	噌	適	春	棒	寒
気	折	臨	材	日	月	大	三
鋭	衷	適	和	断	不	柔	優

※言葉は右から左、下から上につながることもあります。
また、1つの文字を複数の言葉で共有することもあります。

見つけた言葉には☑を入れましょう。

リスト
□ 優柔不断（ゆうじゅうふだん）
□ 日進月歩（にっしんげっぽ）
□ 前人未踏（ぜんじんみとう）
□ 手前味噌（てまえみそ）
□ 前代未聞（ぜんだいみもん）
□ 和洋折衷（わようせっちゅう）
□ 適材適所（てきざいてきしょ）
□ 新進気鋭（しんしんきえい）
□ 意気投合（いきとうごう）
□ 奇想天外（きそうてんがい）
□ 針小棒大（しんしょうぼうだい）
□ 三寒四温（さんかんしおん）
□ 不言実行（ふげんじっこう）
□ 小春日和（こはるびより）
□ 臨機応変（りんきおうへん）

29

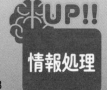

情報処理

時間	分	秒
正答数		/12

●下の時計を見て答えましょう。

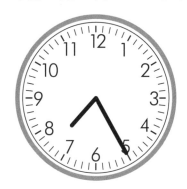

1 時間 15 分後は　　　　時　　　　分

3 時間 35 分前は　　　　時　　　　分

●時間の筆算です。○時間○分と答えましょう。

1
```
  9 時間 10 分
+ 8 時間 45 分
```
　　　時間　　　分

2
```
  14 時間 15 分
+  5 時間 20 分
```
　　　時間　　　分

3
```
  17 時間 29 分
- 13 時間 11 分
```
　　　時間　　　分

4
```
  16 時間 27 分
- 14 時間 18 分
```
　　　時間　　　分

5
```
  19 時間 20 分
+  5 時間 42 分
```
　　　時間　　　分

6
```
  16 時間 16 分
-  3 時間 24 分
```
　　　時間　　　分

7
```
  14 時間  9 分
-  6 時間 47 分
```
　　　時間　　　分

8
```
   2 時間 58 分
+ 11 時間 45 分
```
　　　時間　　　分

9
```
  15 時間 32 分
-  4 時間 55 分
```
　　　時間　　　分

10
```
   7 時間  2 分
+ 16 時間 59 分
```
　　　時間　　　分

23日

隠れ四字熟語

月　日

UP!!
記憶力
認知力

→答え▶ P.78

時間　　分　　秒
正答数　　／6

● 隠れている<u>四字熟語</u>を答えましょう。文字の順序がバラバラなものもありますので、正しい順序で書きましょう。

1

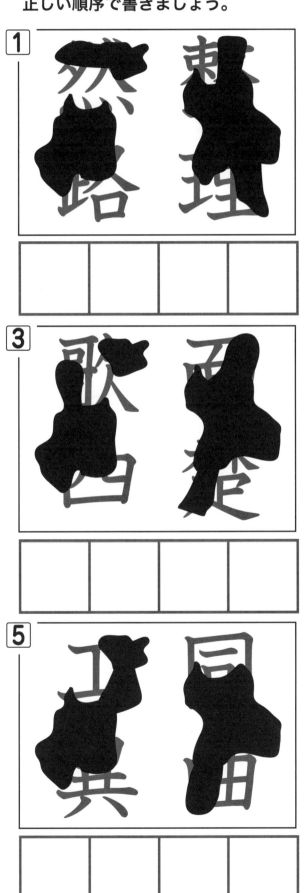

2

3

4

5

6

24 日 地図間違い探し

月　日

注意力

UP!!

→答え ▶ P.79

時間　　分　秒

正答数　／8

●下の地図には8か所、上と異なる部分があります。それを探して〇で囲みましょう。

正　　　　　　　　　　　　　　　　　間違い8か所

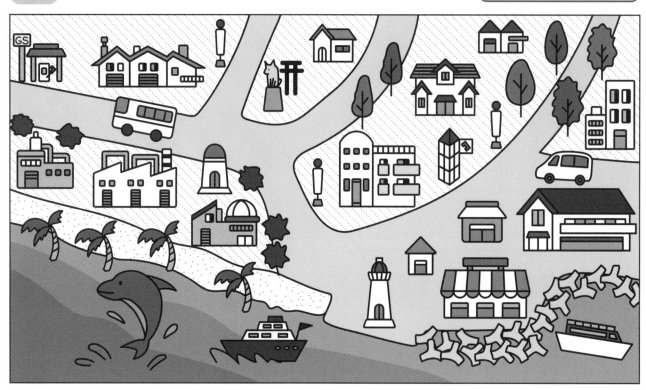

誤

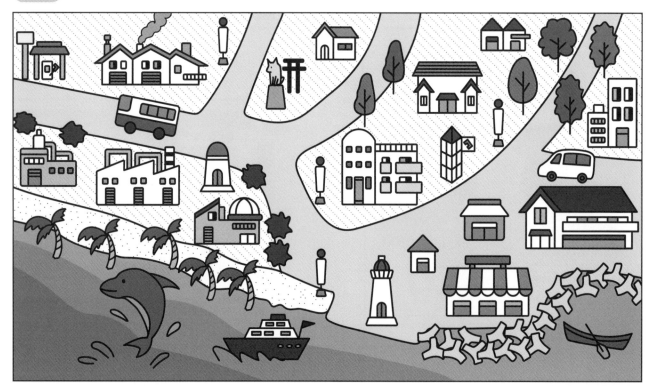

25日 3ヒントクロス

月　　日

UP!!
記憶力
認知力

時間　　分　　秒
正答数　　／19

→答え▶ P.79

●カギにある3つの言葉から答えを連想し、あてはまる言葉を<u>カタカナ</u>でマス目に書きましょう。

	1		2			3
4					5	
			6	7		
8		9				
10					11	
		12	13		14	
	15					

【タテのカギ】

1　目標・最終地点・○○○キーパー
2　毛糸・編み物・上着
3　解答・アンサー・○○○合わせ
5　端午の節句に飾る・頭部の武具・武将
7　試験・検査・能力を試す
8　舞台芸術・声楽・歌劇
9　道路・山を貫く・穴
11　フランス・首都・花の都
13　稲の実・主食・ライス
14　内の反対・区域外・アウト

【ヨコのカギ】

2　鳴く昆虫・夏・ミンミン
4　飲み物・豆を焙煎（ばいせん）・ペーパードリップ
5　腕と胴体の接続部・凝る・物を担ぐ部分
6　楽器・リコーダー・和名
9　食パン・焼く・朝食の定番
10　中国・首都・2022年冬季オリンピック
12　ペット・爪とぎ・三毛（みけ）
14　雪や氷・滑る・乗り物
15　硬い帽子・頭の保護・工事中

→答え ▶ P.79

● 縦・横・斜めにたした数の合計が15になるように、□にあてはまる数を書きましょう。

各列の合計15のとき

解き方
Aは縦を見て、1＋9＝10　15－10＝5
Bは横を見て、4＋9＝13　15－13＝2
2つの数字がある列に注目して、数字を入れていきましょう。

1
3		7
	9	2

2
6		
1	5	
	3	

3
		8
	5	
	7	6

4
6	1	
	5	3

5
		2
	1	6

6
2	7	
		8

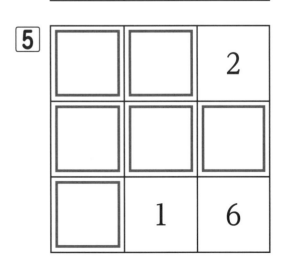

27日 **短文間違い探し**

UP!!
記憶力
認知力

→答え▶ P.79

時間　　　分　　　秒

正答数　／12

月　　　日

●どの文も漢字が1文字ずつ間違っています。誤字を〇で囲んで、□の中に正しい字を書きましょう。

正しい字

1 あの人が、この会社の後次ぎだ。　➡

2 彼は長い眠りから覚清した。　➡

3 物価は緩やかな上昇掲向にある。　➡

4 緒名な作家のサインが飾られている。　➡

5 会社の方心に異を唱える。　➡

6 万が一の事態への供え(そな)はできている。　➡

7 昨日書いた文章をじっくりと錐敲(すいこう)する。　➡

8 顧用の確保が第一の目的だ。　➡

9 大学院で学問を収める。　➡

10 私の兄は制紙工場で働いている。　➡

11 卒業生へ記念品を遅る。　➡

12 ドラマの撮映が行われた場所。　➡

28日 間違い探し

月　日

注意力

時間　　分　秒

正答数　／19

●右の絵には <u>19か所</u>、左と異なる部分があります。それを探して〇で囲みましょう。

正

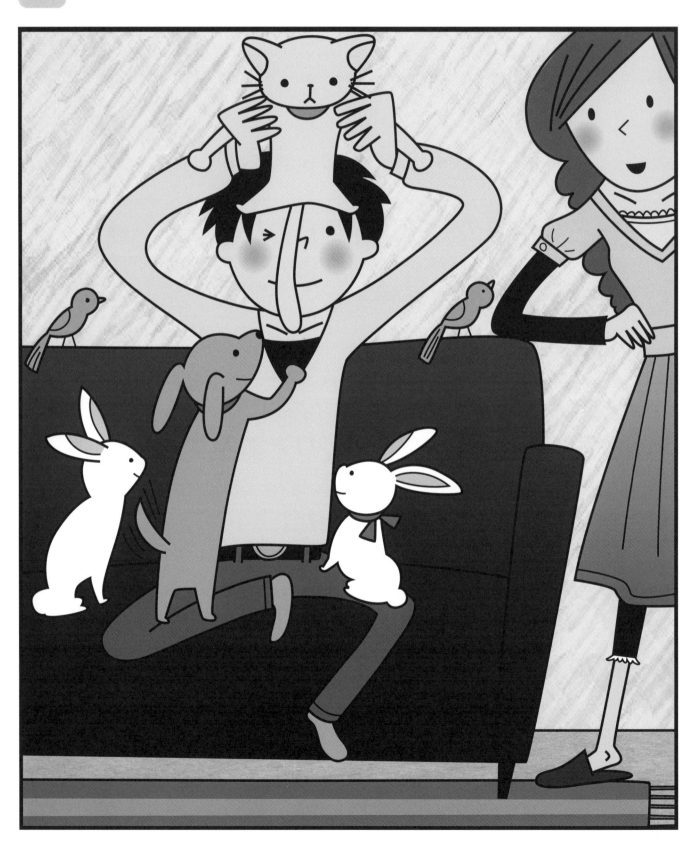

→答え▶ P.80

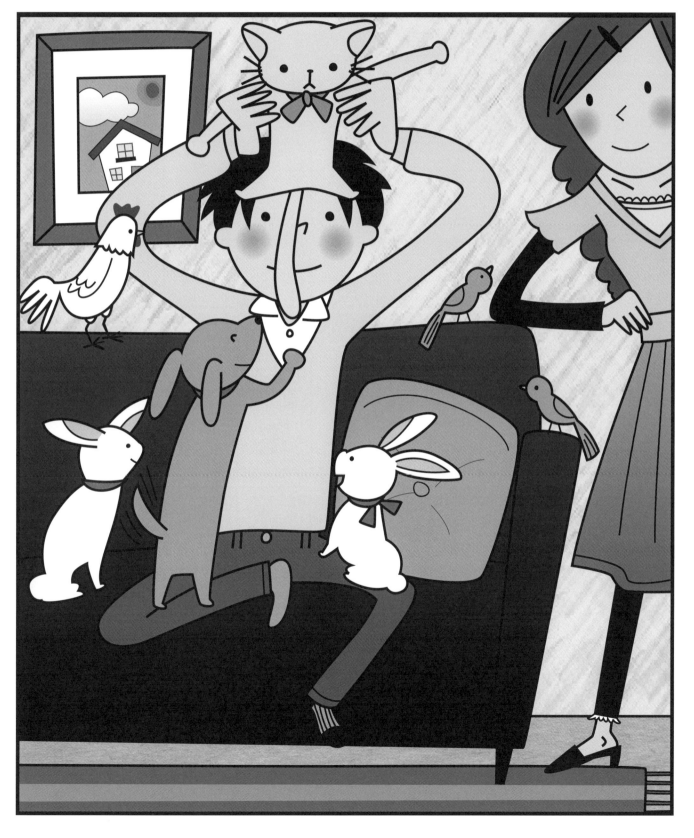

●それぞれが四字熟語になるように、①～⑯に入る漢字をリストから選んで書きましょう。同じ数字には、同じ漢字が入ります。

リスト	鳥	光	二	石	明	鏡	一	三
	地	月	風	者	天	花	水	火

③	②	④	⑤

⑦	③	⑪	⑤

⑫	位	⑯	体

⑬	⑮	神	①

⑯	⑩	⑨	②

④	⑥	①	媚(び)

③	⑬	⑤	⑮

唯	⑯	無	⑨

①	⑦	止	⑪

電	⑥	⑩	⑭

④	林	⑭	山

⑫	⑧	⑫	様

⑨	⑧	択	⑯

⑮	⑪	⑭	④

〔①～⑯に入る漢字〕

①	②	③	④	⑤	⑥	⑦	⑧

⑨	⑩	⑪	⑫	⑬	⑭	⑮	⑯

● スタートからゴールまで、仕切り線の開いているところを通り、左上の数字をたしたり、ひいたりして、マスに答えの数字を書いて進みましょう。

1 たし算

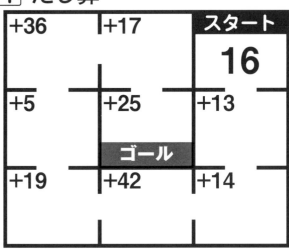

+36	+17	スタート 16
+5	+25	+13
+19	+42	+14

ゴール

2 たし算

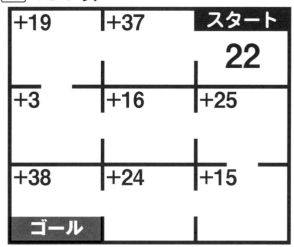

+19	+37	スタート 22
+3	+16	+25
+38	+24	+15

ゴール

3 ひき算

−28	−16	スタート 162
−5	−24	−13
−11	−39	−7

ゴール

4 ひき算

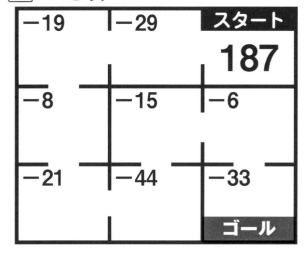

−19	−29	スタート 187
−8	−15	−6
−21	−44	−33

ゴール

5 たし算・ひき算

−52	+41	スタート 39
+9	−13	+21
−22	+18	−36

ゴール

6 たし算・ひき算

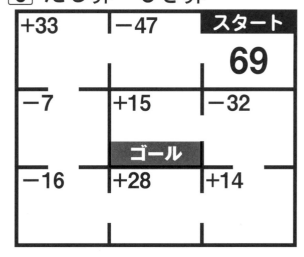

+33	−47	スタート 69
−7	+15	−32
−16	+28	+14

ゴール

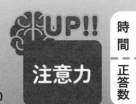
●ほかの絵と違うパンダとペンギンを1つずつ見つけましょう。

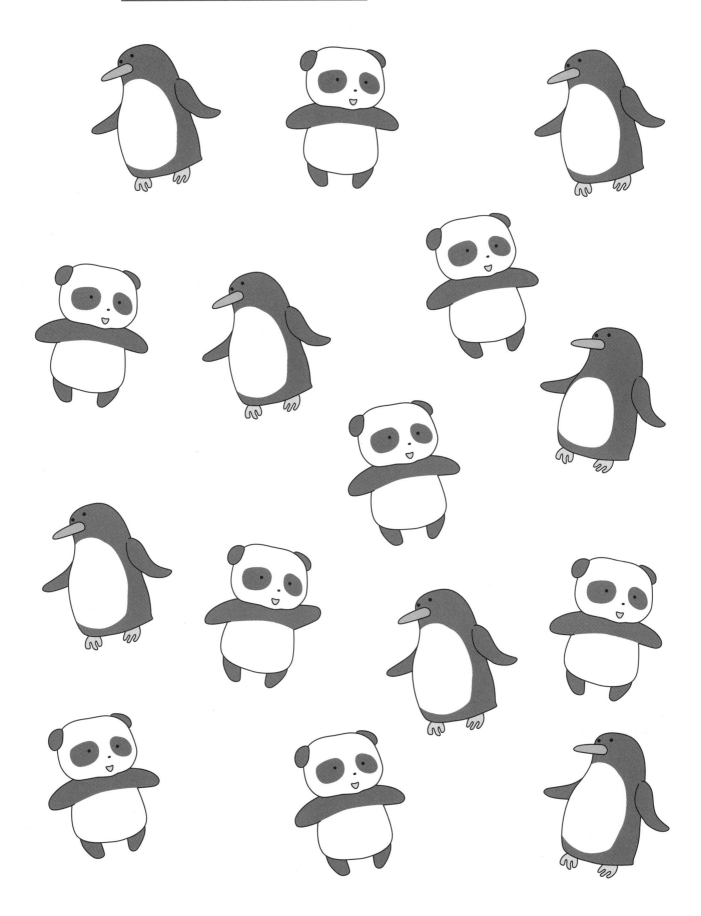

月　日　　→答え▶ P.81

● あらかじめマス目に現れている漢字をヒントに、リストの漢字を1度ずつ全て使って クロスワードを完成させましょう。

事		無		■		分	
■	業	■	本		的	■	子
		製	■	式	■	空	
由	■		形	■	満		■
■		業	■	心		感	
	品	■	等		大	■	操
裏	■	名		■		神	
	闘		■	有		■	育

リスト

目　身　論　教　剣　自　根　手　格　量
情　家　腹　士　多　実　数　分　造　商

41

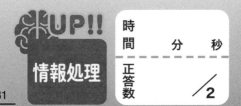
●イラストを見て、<u>合計額</u>を答えましょう。メモして計算しても OK です。

1

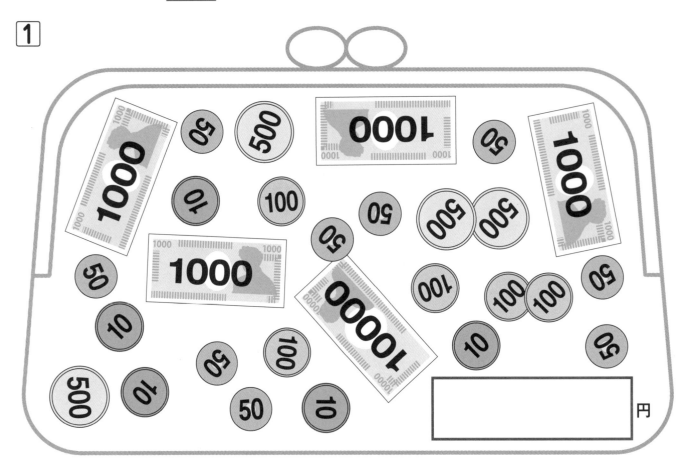

円

2

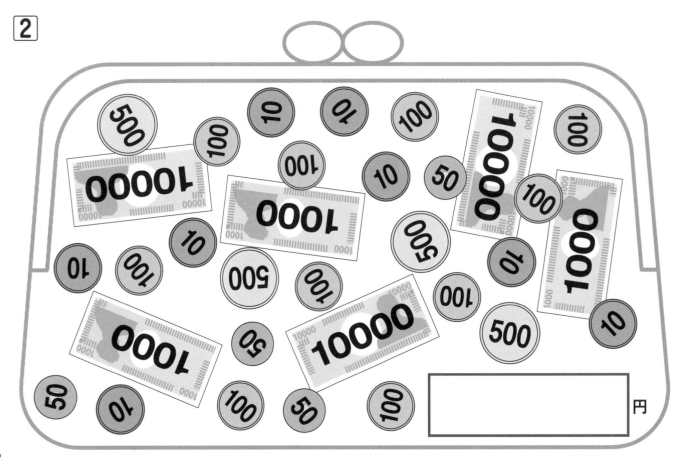

円

34日 リングスケルトン

月　日

UP!!
記憶力
認知力

時間　　分　　秒
正答数　／24

→答え▶ P.81

●あらかじめマス目にある漢字をヒントに、例のように、リストの四字熟語を右回りにあてはめましょう。熟語の最初の文字がどこから始まるかは決まっていません。

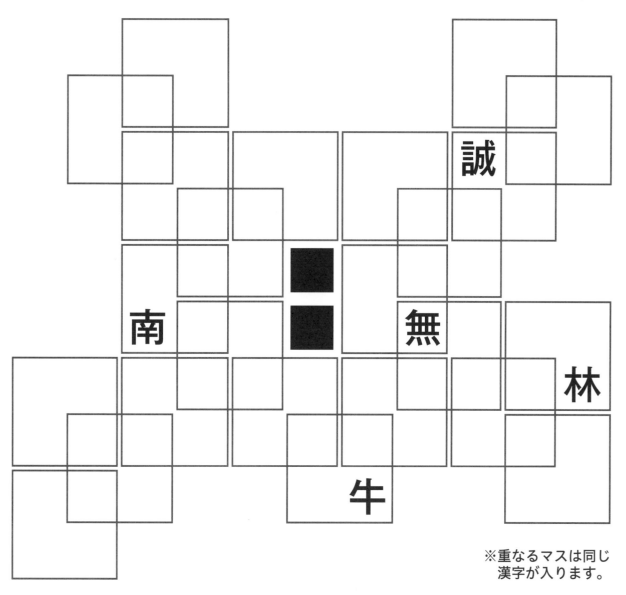

誠

南

無

林

牛

※重なるマスは同じ漢字が入ります。

リスト

そう い く ふう 創意工夫	おうせいふっこ 王政復古	さいほうじょうど 西方浄土	とうほんせいそう 東奔西走
りょくりんはくは 緑林白波	ろっこんしょうじょう 六根清浄	ぎゅういん ば しょく 牛飲馬食	せ どうじんしん 世道人心
ば じ とうふう 馬耳東風	じ が じ さん 自画自賛	いちじつせんしゅう 一日千秋	こ こんとうざい 古今東西
そ い そ しょく 粗衣粗食	どうこう い きょく 同工異曲	せいふうめいげつ 清風明月	じ さく じ えん 自作自演
じ ゆうほんぽう 自由奔放	てん い む ほう 天衣無縫	む り ひ どう 無理非道	せいてんはくじつ 青天白日
せいしんせい い 誠心誠意	じんかいせんじゅつ 人海戦術	とうざいなんぼく 東西南北	さん ぴ りょうろん 賛否両論

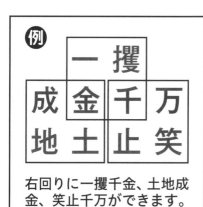

例

一攫
成金千万
地土止笑

右回りに一攫千金、土地成金、笑止千万ができます。

※四字熟語がどこからスタートするかはまちまちです。

43

35日 使わないピース

月　日

注意力

UP!!

時間　　分　秒
正答数　／1

→答え ▶ P.81

●上の絵をつくるのに、使わないピースはどれでしょう？

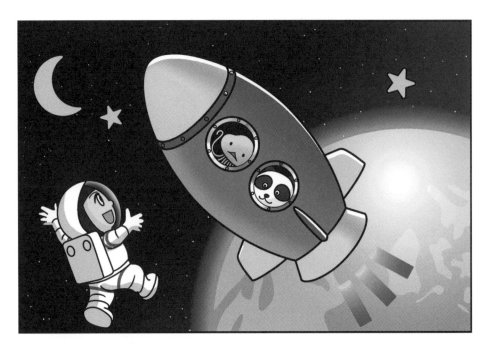

使わない
ピース

 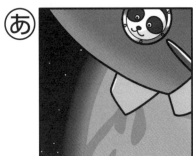 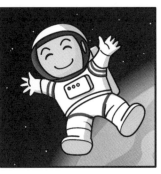

 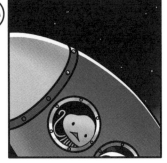 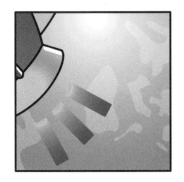

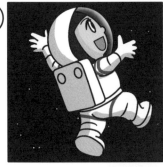 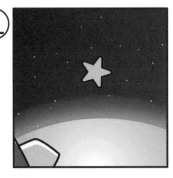 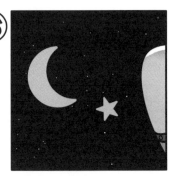

36日 類義語・対義語パズル

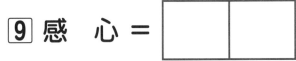

記憶力
認知力

UP!!

月　日

→答え▶ P.81

時間　　分　　秒

正答数　／20

●次の熟語の類義語を、リストから選んで書きましょう。

1 我　慢 ＝

2 留　守 ＝

3 釈　明 ＝

4 遺　憾 ＝

5 思　慮 ＝

6 重　宝 ＝

7 納　得 ＝

8 指　図 ＝

9 感　心 ＝

10 失　望 ＝

リスト

| 弁解 | 命令 | 了解 | 便利 | 敬服 |
| 忍耐 | 落胆 | 分別 | 不在 | 残念 |

●次の熟語の対義語を、リストから選んで書きましょう。

1 依　存 ↔

2 生　産 ↔

3 創　造 ↔

4 強　制 ↔

5 統　一 ↔

6 忘　却 ↔

7 寛　容 ↔

8 需　要 ↔

9 温　暖 ↔

10 延　長 ↔

リスト

| 記憶 | 厳格 | 短縮 | 自立 | 消費 |
| 供給 | 寒冷 | 任意 | 模倣 | 分裂 |

月　　日

→答え ▶ P.82

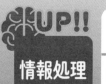

UP!!

情報処理

時間　　分　　秒

正答数　／32

● タテとヨコ、4つの計算式を解きましょう。

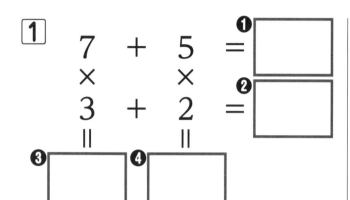

1

$$7 + 5 = ❶$$
$$× \quad ×$$
$$3 + 2 = ❷$$
$$= \quad =$$
$$❸ \qquad ❹$$

5

$$10 + 3 = ❶$$
$$+ \quad +$$
$$2 × 4 = ❷$$
$$= \quad =$$
$$❸ \qquad ❹$$

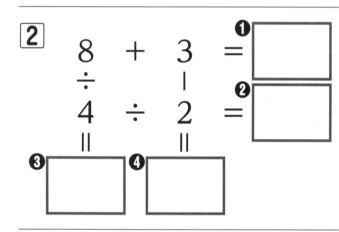

2

$$8 + 3 = ❶$$
$$÷ \quad -$$
$$4 ÷ 2 = ❷$$
$$= \quad =$$
$$❸ \qquad ❹$$

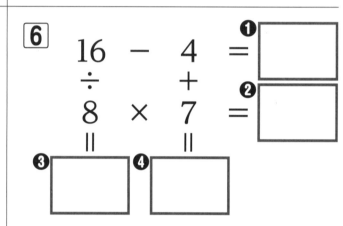

6

$$16 - 4 = ❶$$
$$÷ \quad +$$
$$8 × 7 = ❷$$
$$= \quad =$$
$$❸ \qquad ❹$$

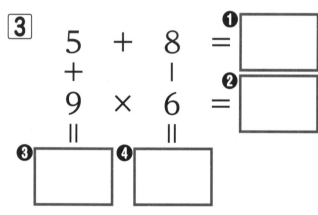

3

$$5 + 8 = ❶$$
$$+ \quad -$$
$$9 × 6 = ❷$$
$$= \quad =$$
$$❸ \qquad ❹$$

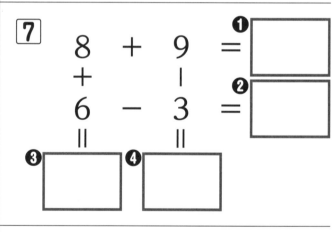

7

$$8 + 9 = ❶$$
$$+ \quad -$$
$$6 - 3 = ❷$$
$$= \quad =$$
$$❸ \qquad ❹$$

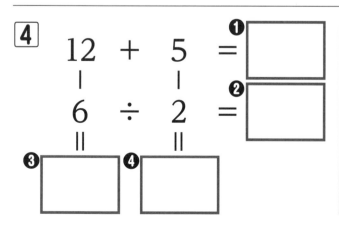

4

$$12 + 5 = ❶$$
$$- \quad -$$
$$6 ÷ 2 = ❷$$
$$= \quad =$$
$$❸ \qquad ❹$$

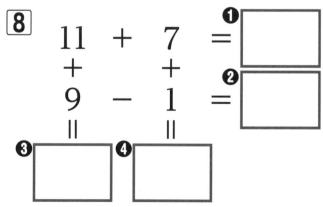

8

$$11 + 7 = ❶$$
$$+ \quad +$$
$$9 - 1 = ❷$$
$$= \quad =$$
$$❸ \qquad ❹$$

記憶力
認知力

時間　　分　　秒

正答数　／23

●例を参考に、言葉の語尾の読みがしりとりになるように、ゴールまでタテ・ヨコにマスを進みましょう。ただし、ナナメには進めません。

例　学校（がっこう）→ 雲海（うんかい）→ 印象（いんしょう）

スタート

証拠	商売	通過	解消	接続
構成	委託	靴下	退出	収納
偉大	卓上	大義	通称	裏側
異国	遅刻	額縁	運河	概要
強者	区別	着実	街灯	多大
華美	追加	通常	微熱	痛快
微細	印紙	率直	口火	猪
偉業	始発	基礎	美味	系列
宇宙	羽化	快適	密封	運搬

ゴール

39
日

間違い探し

月　　日

脳UP!!
注意力

→答え▶ P.82

時間　　　分　　　秒
正答数　　／5

●下の絵には5か所、上と異なる部分があります。それを探して○で囲みましょう。

正
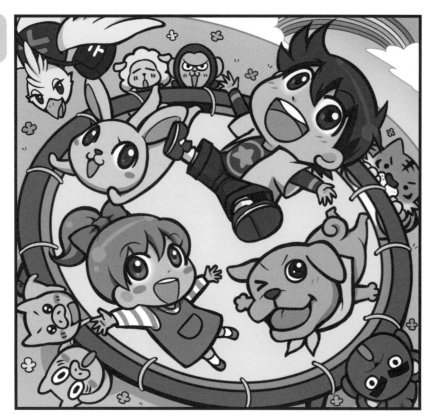

間違い5か所

誤
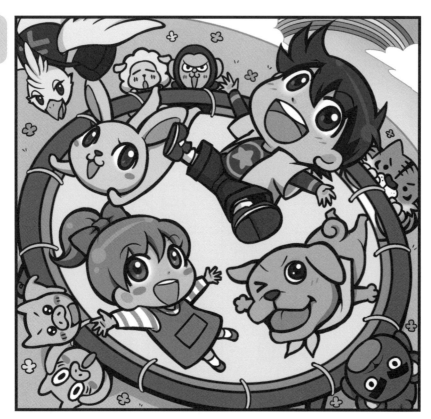

月　日

UP!!
記憶力
認知力

時間　　分　秒
正答数　／8

→答え▶ P.82

●→の方向に読むと二字熟語ができるように、中央の□に共通してあてはまる漢字を書きましょう。

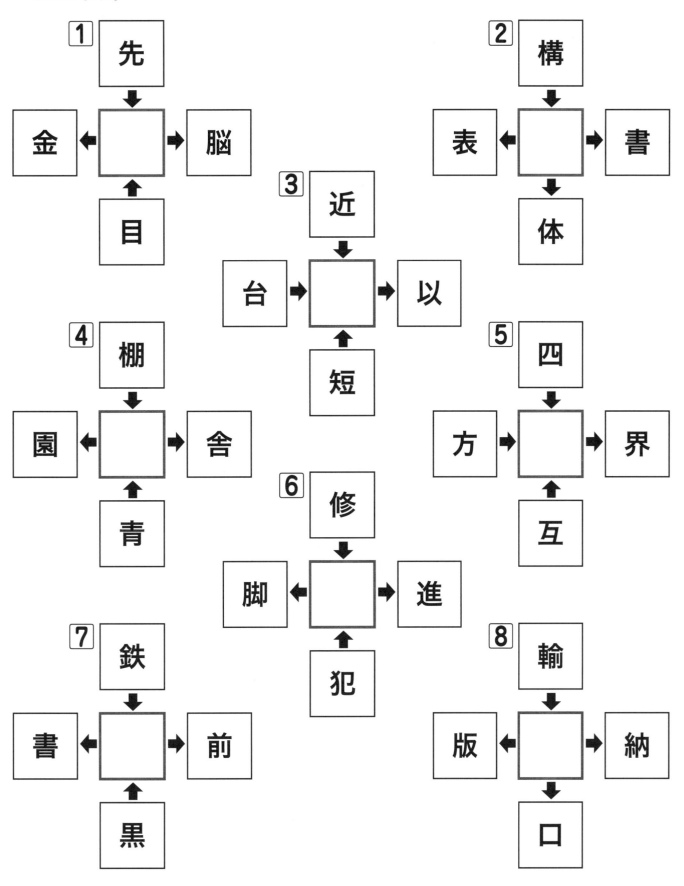

1
　　先
金　□　脳
　　目

2
　　構
表　□　書
　　体

3
　　近
台　□　以
　　短

4
　　棚
園　□　舎
　　青

5
　　四
方　□　界
　　互

6
　　修
脚　□　進
　　犯

7
　　鉄
書　□　前
　　黒

8
　　輸
版　□　納
　　口

49

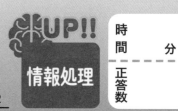
●線でつながったマスの数どうしをたします。□にあてはまる数を書きましょう。

1　9　3　5

【解き方】
3＋5の答え

4　4　5

15

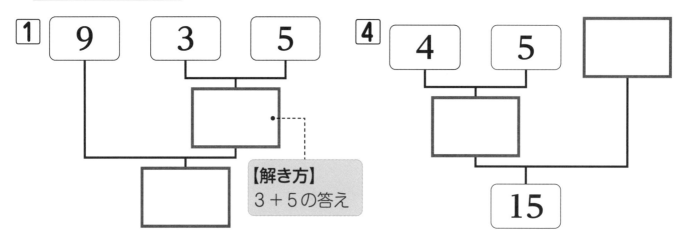

2　7　3　3

9

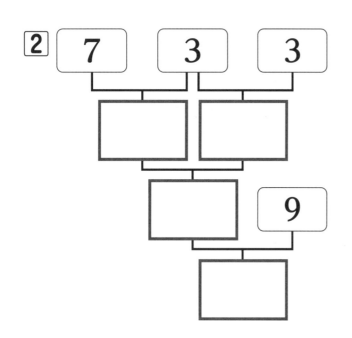

5　5

13

16

22

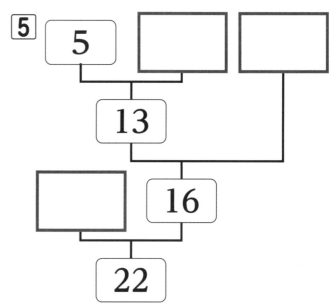

3　2　5　8

6

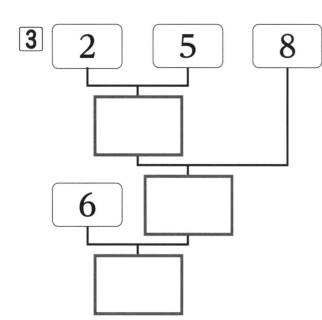

6　2　7

9

17

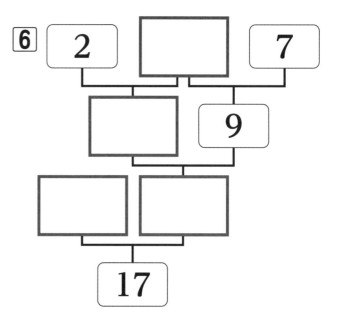

50

記憶力 認知力

→答え▶ P.83

時間　　分　秒
正答数　／6

●重なる５つの漢字から<u>四字熟語</u>を見つけましょう。１文字は使いません。

1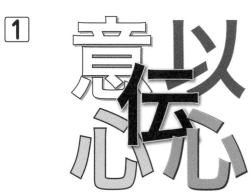

2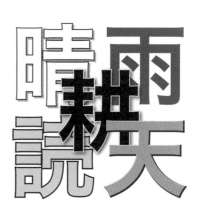

3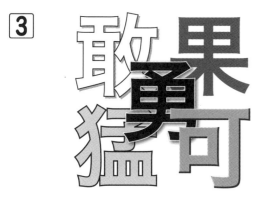

4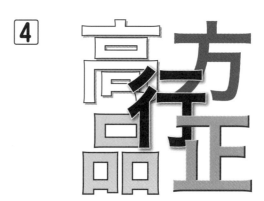

5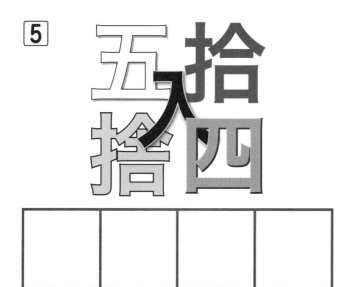

6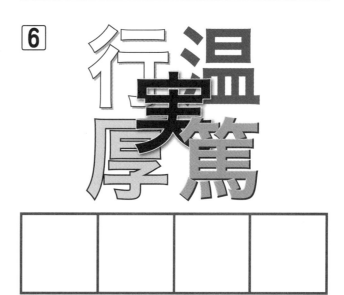

43日 漢字絵間違い探し

月　日

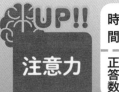

注意力

→答え▶ P.83

→答え▶ P.83

時間　　分　　秒

正答数　　／5

●四字熟語「山川草木（さんせんそうもく）」がテーマの漢字絵です。この中に、周囲と違う漢字が5つまざっていますので、それを探して〇で囲みましょう。

間違い5か所

（漢字絵：山・川・草・木で構成された風景。「草」の中に「土」、「早」、川の中に「小」、木の中に「大」などがまざっている。）

●マスの数をヒントに、リストの言葉をマスに入れましょう。重なったマスには同じひらがなが入ります。

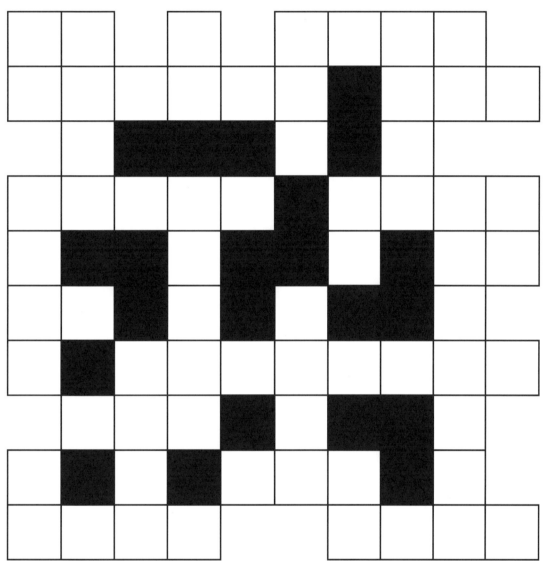

※同じマスで小さい「ょ」と大きい「よ」などの場合があります。

リスト

2文字 えと（干支）　うま（馬）　いか　そで（袖）　いす（椅子）　つま（妻）　にく（肉）　ざる　がす（ガス）　うき（浮き）

3文字 ぴかそ（ピカソ）　うきわ（浮き輪）　だんろ（暖炉）　まっち（マッチ）

4文字 らくごか（落語家）　とらんぷ（トランプ）　すいえい（水泳）　えはがき（絵葉書）　せっけん（石鹸）　だちょう　ようかい（妖怪）　ざいほう（財宝）　でざいん（デザイン）

5文字 かんでんち（乾電池）　えいがかん（映画館）

6文字 かいぞくせん（海賊船）

7文字 ほっきょくせい（北極星）

8文字 せんごくぶしょう（戦国武将）

※カッコ内の言葉は使いません。

53

間違い探し

月　日

→答え ▶ P.83

UP!!

注意力

時間	分	秒
正答数		/20

● 右の絵には 20 か所、左と異なる部分があります。それを探して○で囲みましょう。

正

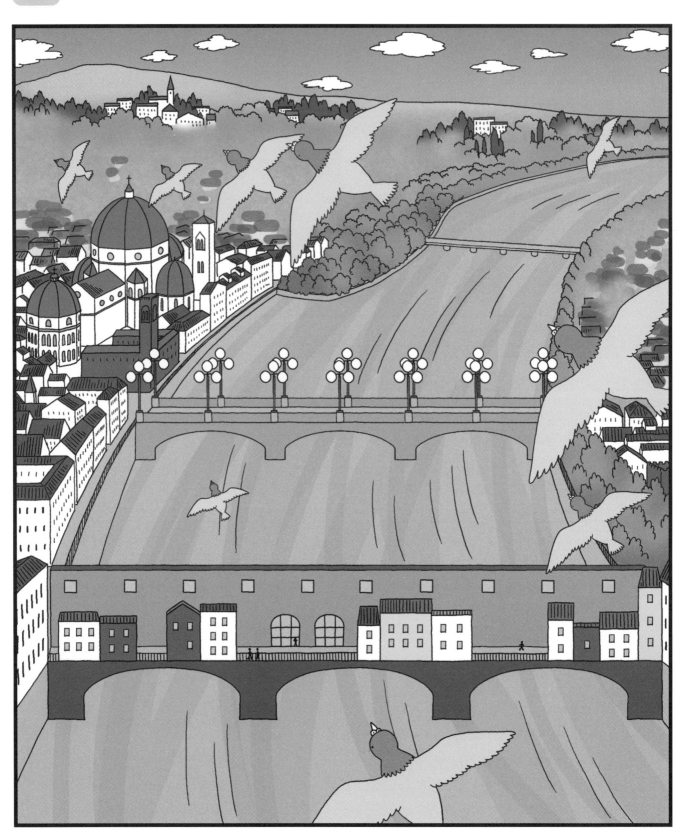

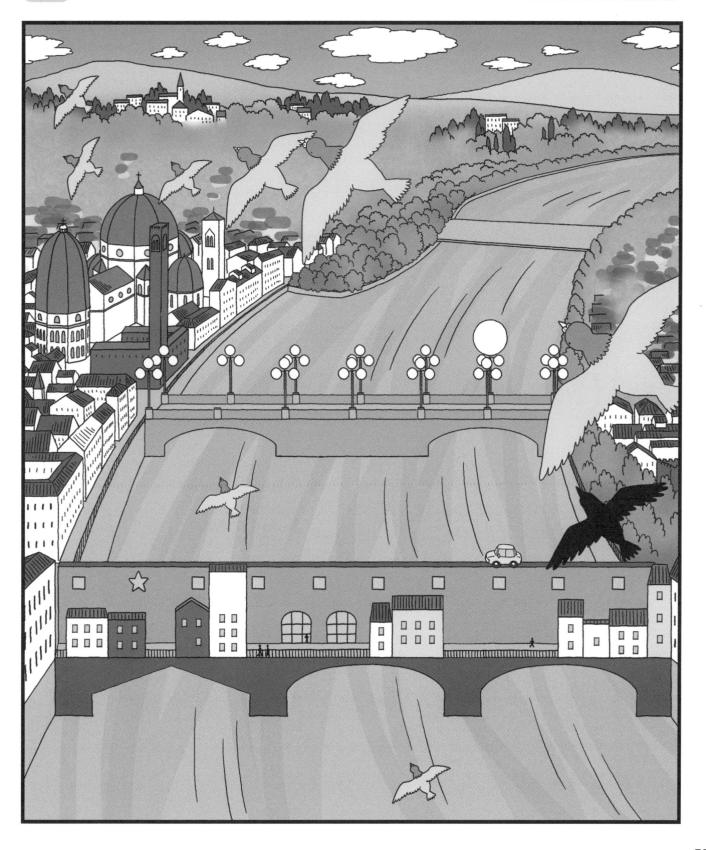

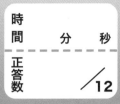

UP!!
情報処理

時間　　分　秒
正答数　／12

→答え▶ P.84

●例のように三角の３つの角の数をたすと、真ん中の数になります。あいている◯にあてはまる数を書きましょう。

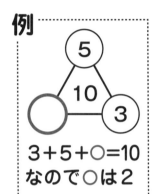

例
$3+5+◯=10$
なので◯は２

1

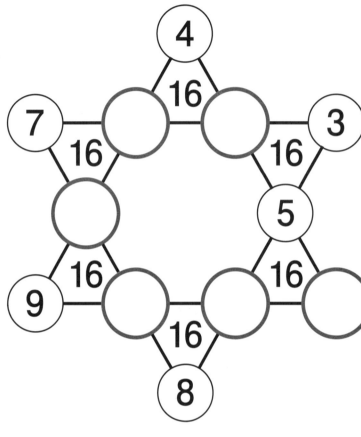

2

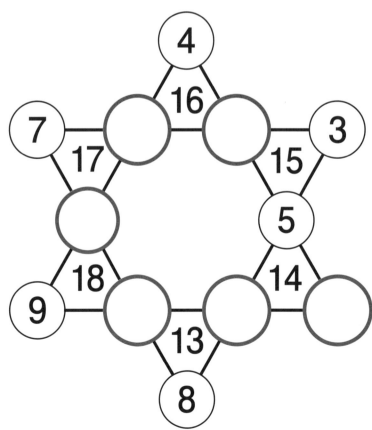

●例のように、①～⑥のマスにリストの漢字を入れて、三字熟語を4つずつつくりましょう。リストの字は1度ずつ全て使います。

リスト

一	家	日	街	月	言	限	後
合	所	人	大	大	地	得	半
百	不	物	名	命	面	役	路

例

```
  代
理不尽
主人公
    平
```

リスト
公　理
不　人

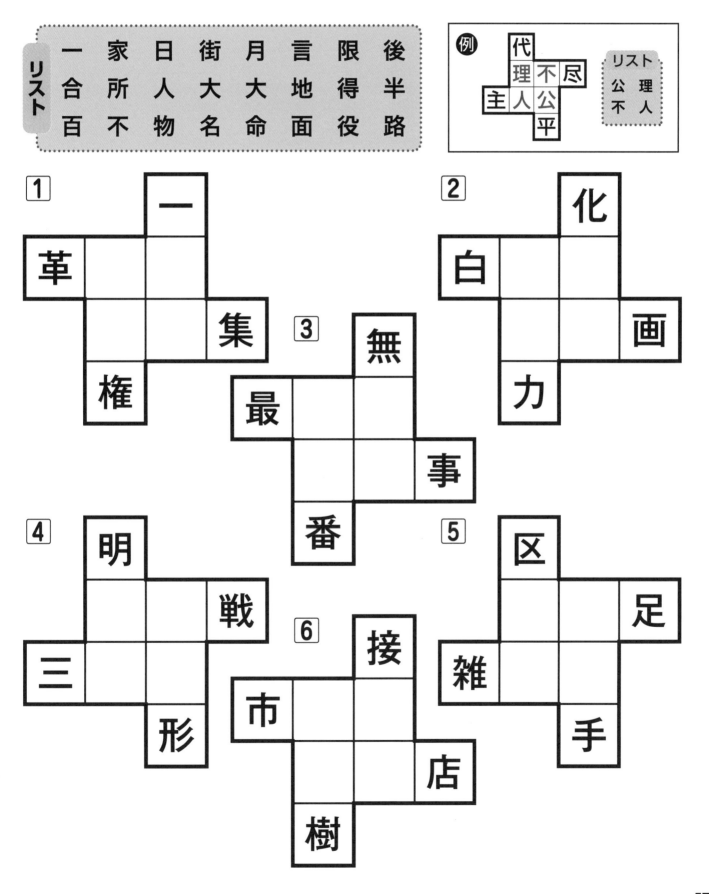

●タテ・ヨコのカギの表す言葉を、<u>カタカナ</u>でマス目に書き入れましょう。

※同じマスで小さい「ャ」と大きい「ヤ」の場合があります。

【タテのカギ】

1　海や湖の波打ち際。ピンク・レディーのヒット曲「○○○のシンドバッド」
2　ワックスをかけるとでる
4　英語で「サタデー」
5　松や竹と共におめでたい木
7　カジノで有名なアメリカの観光都市
10　カレーをつけて食べる平たいパン
12　ジャンケンでチョキとチョキなら
13　林よりも木がたくさんある
14　住宅展示場へ見に行こう！

【ヨコのカギ】

1　一年中で一番暑〜い季節
3　ワインやレーズンにする果物
6　タレントに支払う出演料
8　息子と結婚した女性
9　まわし姿で闘う日本の国技
10　「圧力」や「中華」などがある調理器具
11　○○ガーデンで生をゴクゴク
13　○○○○不出のお宝
15　兄弟姉妹の中で一番下

狐を探そう

月　日

注意力

UP!!

時間　　分　　秒
正答数　　／15

→答え▶ P.84

●絵の中から「狐(きつね)」という字を 15 個探して○で囲みましょう。

瓜弧　　　　　　　　　　　　　　爪瓜
爪弧爪　　　　　　　　　　　瓜弧弧
瓜弧弧瓜弧　　　　　　　孤爪瓜弧弧
爪爪　弧爪　　　　　　　弧爪　爪弧
弧　　　爪弧　　　　孤弧　　　孤
爪　　瓜弧爪弧孤瓜弧爪　　　爪
弧　　弧爪弧瓜爪瓜爪弧瓜爪　　弧
瓜　孤弧弧瓜孤瓜孤弧孤爪弧弧　孤
孤弧瓜爪瓜孤弧瓜弧孤瓜弧瓜爪瓜爪
爪瓜弧孤爪瓜爪弧爪孤爪弧瓜孤
爪弧孤弧瓜孤弧瓜弧弧瓜弧瓜爪弧弧
孤弧瓜爪瓜弧爪弧瓜弧孤瓜弧瓜弧
弧爪孤弧瓜爪瓜孤弧瓜弧瓜弧孤爪
爪孤弧瓜弧孤弧瓜爪孤瓜爪瓜孤爪弧
孤瓜孤　　弧瓜弧爪弧瓜　瓜爪孤
弧爪孤孤爪瓜孤　爪孤爪瓜　爪爪孤弧爪弧爪
孤爪瓜孤孤爪瓜　弧爪　弧爪弧瓜孤弧孤
弧孤爪弧瓜弧孤爪弧孤弧瓜　瓜爪瓜狐
孤　弧瓜爪爪瓜弧爪弧瓜弧孤爪弧　弧
爪瓜狐　爪弧爪弧瓜爪弧瓜孤　孤狐瓜
爪　瓜爪狐爪孤瓜　弧
弧孤　孤弧孤爪　狐爪
弧　　爪瓜　瓜
孤　　　弧
瓜　爪

月　日

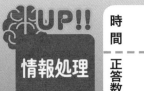

情報処理

→答え▶ P.85

時間　　分　　秒

正答数 ／12

●計算をして、答えを数字で書きましょう。文字を数字で書いて計算しても OK です。

1　ゴジュウロク ÷ 七 + にじゅういち　＝

2　二十七 ÷ さん + ジュウニ　＝

3　三十四 × に − ヨンジュウナナ　＝

4　じゅうろく − 九 + ⚅　＝

5　ごじゅうご + ⚀ + サンジュウナナ　＝

6　ナナジュウニ − 三十六 − にじゅうさん ＝

7　よんじゅうご ÷ サン + ジュウロク　＝

8　五 × じゅうよん + ⚂　＝

9　五十三 + ジュウナナ + はちじゅうさん ＝

10　ジュウハチ + ろく − ⚃　＝

11　にじゅういち × 八 − ジュウロク　＝

12　四十五 − ジュウニ + ⚄　＝

間違い探し

月　日

→答え ▶ P.85

UP!!
注意力

時間　　分　　秒
正答数　　／5

●下の絵には5か所、上と異なる部分があります。それを探して〇で囲みましょう。

正

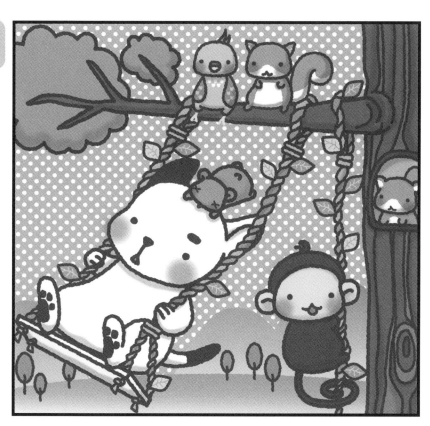

間違い5か所

誤

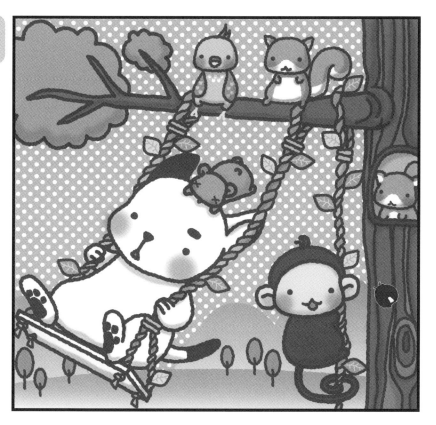

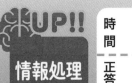

月　日

→答え▶ P.85

情報処理

時間　　分　　秒

正答数　／36

● 隣どうしの◯をたした数が、下の◯に入ります。◯にあてはまる数を書きましょう。

1

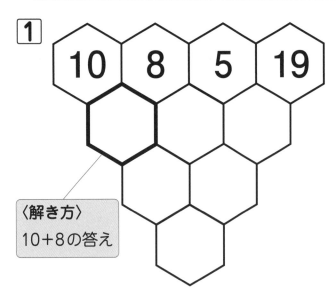

〈解き方〉
10＋8の答え

2

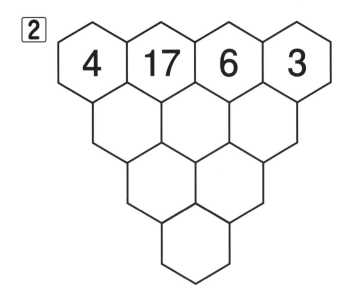

3

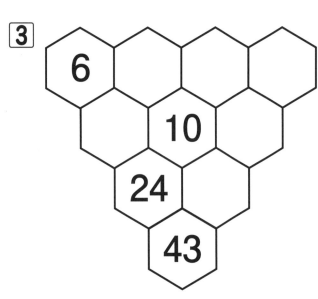

4

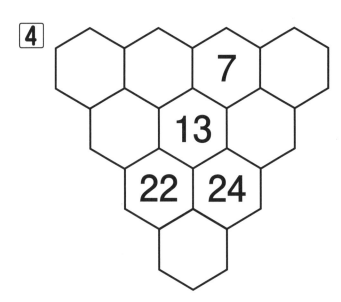

5

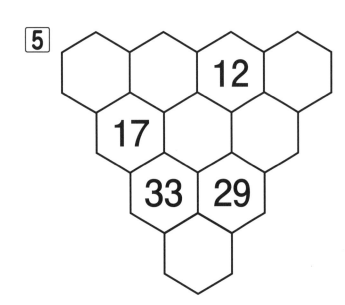

6

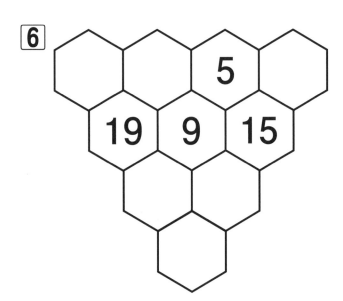

●隠れている<u>四字熟語</u>を答えましょう。文字の順序がバラバラなものもありますので、正しい順序で書きましょう。

1
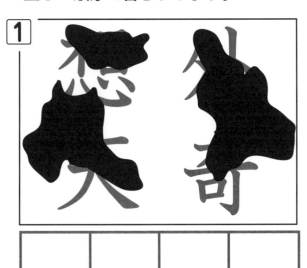

2
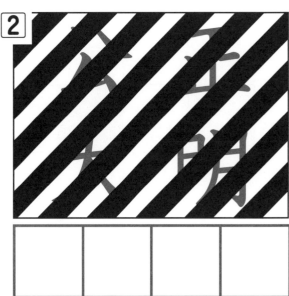

3
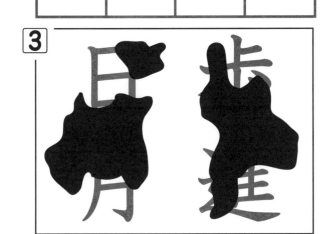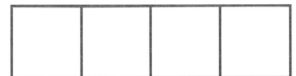

4
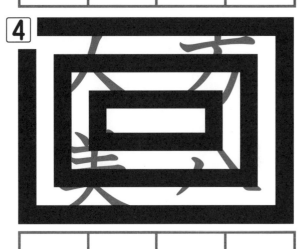

5
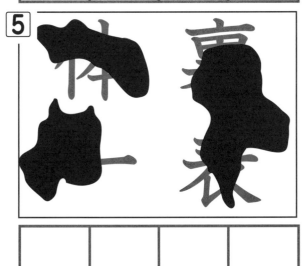

6
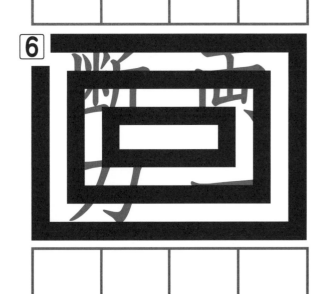

月　日

UP!!
記憶力
認知力

時間　　分　　秒
正答数　／27

→答え▶ P.86

●マスの数をヒントに、リストの言葉をマスに入れましょう。重なったマスには同じ漢字が入ります。

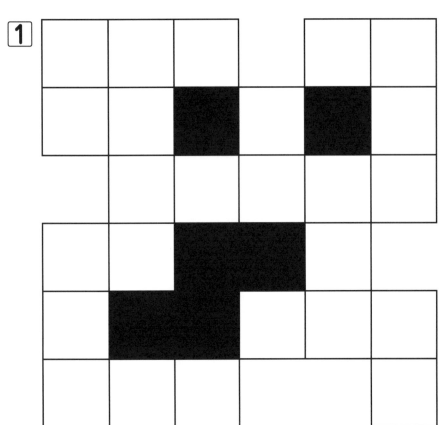

①のリスト

2文字
海外　触覚　人望
好感　無双　感想

3文字
遠近感　浴衣姿
双眼鏡　好感触
海水浴　好奇心

4文字
奇想天外

5文字
天体望遠鏡

②のリスト

2文字
語呂　算数　周辺
物音　波形

3文字
御一行　管理人
四股名（しこな）　周波数
大御所

4文字
名物料理
平家物語

5文字
平行四辺形

→答え▶ P.86

時間　　分　秒
正答数　／4

●カードの漢字を組み合わせて、四字熟語を2つずつつくりましょう。

1

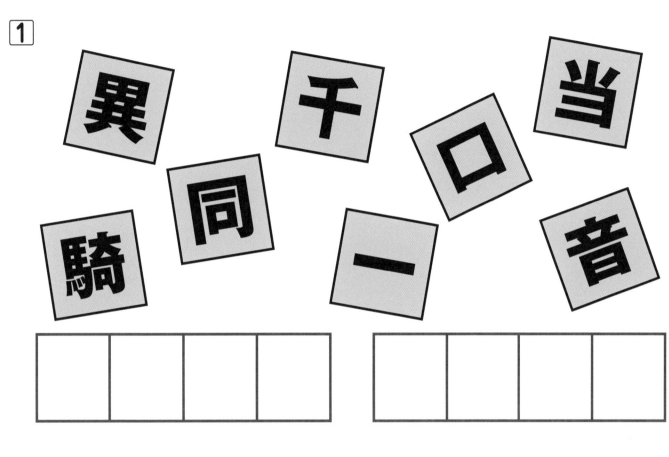

2

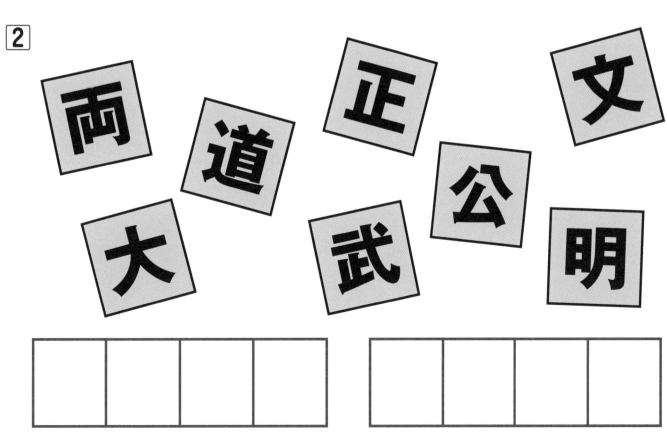

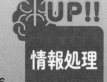

→答え▶ P.86

情報処理

時間　　分　秒

正答数　／10

●時間のたし算やひき算です。○時間○分と答えましょう。

1　17時間21分＋ 2 時間 7 分 ＝ 　　　　時間　　　　分

2　9 時間38分－ 7 時間36分 ＝ 　　　　時間　　　　分

3　7 時間34分＋ 2 時間 2 分 ＝ 　　　　時間　　　　分

4　22時間54分－10時間51分 ＝ 　　　　時間　　　　分

5　8 時間45分＋ 5 時間39分 ＝ 　　　　時間　　　　分

6　17時間47分－12時間34分 ＝ 　　　　時間　　　　分

7　11時間 1 分＋ 5 時間23分 ＝ 　　　　時間　　　　分

8　18時間11分－ 9 時間44分 ＝ 　　　　時間　　　　分

9　6 時間17分＋10時間15分 ＝ 　　　　時間　　　　分

10　23時間38分－ 4 時間37分 ＝ 　　　　時間　　　　分

間違い探し

月　日

UP!!

注意力

→答え▶ P.86

時間　　分　　秒

正答数　　／5

●下の絵には5か所、上と異なる部分があります。それを探して〇で囲みましょう。

正

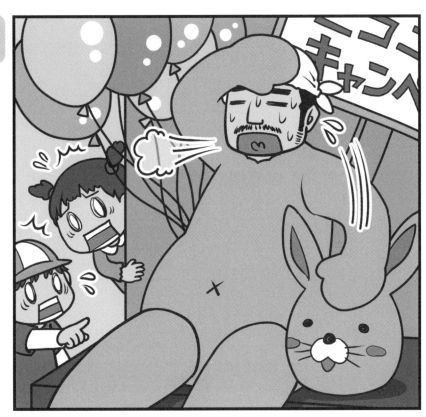

間違い5か所

誤

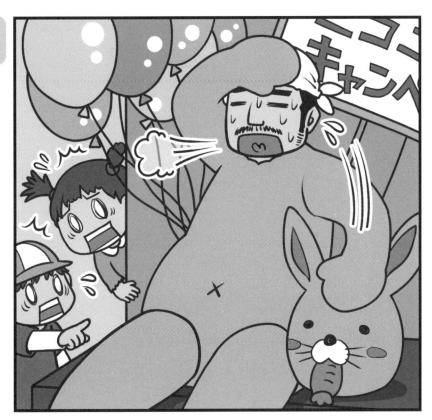

リングスケルトン

脳UP!!
記憶力
認知力

時間　　分　　秒
正答数　／32

→答え▶ P.86

●あらかじめマス目にある漢字をヒントに、リストの<u>四字熟語</u>を<u>右回り</u>にあてはめましょう。熟語の最初の文字がどこから始まるかは決まっていません。

※解き方は43ページ。

電

降

目　　異

芝

昇

金

※重なるマスは同じ漢字が入ります。

リスト

いっしんどうたい 一心同体	けいようどうし 形容動詞	しょとうきょういく 初等教育	にほんりょうり 日本料理	ういてんぺん 有為転変
こじんねんきん 個人年金	すいしゃごや 水車小屋	にゅうきんでんぴょう 入金伝票	おめいへんじょう 汚名返上	こゆうめいし 固有名詞
せきしょてがた 関所手形	にんぎょうしばい 人形芝居	かいきげっしょく 皆既月食	じかようしゃ 自家用車	ぜんとゆうぼう 前途有望
ばんぶつるてん 万物流転	かがくしょうせつ 科学小説	じこまんぞく 自己満足	とうげいさっか 陶芸作家	ひとめせんぼん 一目千本
かこうきりゅう 下降気流	じょうしょうしこう 上昇志向	どうさでんりゅう 動作電流	めいしょあんない 名所案内	きょうかしょたい 教科書体
しょくにんかたぎ 職人気質	どうめいいじん 同名異人	めんきょかいでん 免許皆伝	きょようはんい 許容範囲	しょしかんてつ 初志貫徹
とちゅうげしゃ 途中下車	ゆうりょうどうろ 有料道路			

●「蛇と鼠（ねずみ）」がテーマの漢字絵です。この中に、周囲と違う漢字が6つまざっていますので、それを探して〇で囲みましょう。

間違い6か所

蛇蛇蛇蛇蛇蛇蛇蛇蛇蛇蛇蛇蛇蛇蛇蛇蛇蛇蛇蛇蛇蛇蛇蛇蛇蛇蛇蛇蛇蛇
蛇蛇蛇蛇蛇蛇蛇蛇蛇蛇蛇蛇蛇蛇蛇蛇蛇蛇蛇蛇蛇蛇蛇蛇蛇蛇蛇蛇虫蛇
蛇蛇蛇蛇蛇蛇蛇　　　　　　　　　　　蛇蛇蛇蛇蛇蛇蛇蛇蛇
蛇蛇大蛇蛇　　　　　　　　　　　　　　　蛇蛇蛇蛇蛇
蛇蛇蛇蛇　　　　　　　　　　　　　　　　蛇蛇蛇蛇
　蛇蛇蛇蛇　　　　　　　　　　　　　　　蛇蛇蛇蛇
　蛇蛇蛇蛇　　　　　　　　　　　　　　　蛇蛇蛇蛇
　　蛇蛇蛇　　　　　　　　　　　　　　蛇蛇蛇蛇蛇
　　蛇蛇蛇　　　　　　　　　　　　蛇蛇蛇蛇蛇蛇蛇
　　蛇蛇蛇　　　　　　　　　　蛇蛇蛇蛇蛇蛇蛇蛇蛇
　蛇蛇蛇蛇蛇　　　　　　　蛇蛇蛇蛇蛇蛇蛇中蛇蛇蛇蛇
蛇蛇蛇蛇蛇蛇蛇蛇　　　　蛇蛇蛇蛇蛇蛇蛇蛇蛇蛇蛇蛇
　蛇蛇蛇　　　　　　蛇蛇蛇蛇蛇蛇蛇蛇蛇蛇蛇蛇
　　　　　　　　蛇蛇蛇蛇蛇蛇蛇蛇蛇蛇蛇蛇
　　　　　　蛇蛇蛇蛇蛇蛇蛇蛇蛇蛇蛇
　　　　蛇蛇蛇　　蛇蛇蛇蛇蛇蛇蛇
　　　蛇蛇蛇　　蛇蛇蛇　　蛇蛇蛇
　　蛇蛇蛇蛇蛇蛇蛇　　　蛇蛇
　　蛇蛇蛇蛇蛇蛇　　　　蛇蛇
　蛇蛇蛇蛇蛇蛇　　　蛇蛇蛇
　蛇蛇蛇蛇蛇　　　蛇蛇蛇
　蛇蛇蛇蛇　　　　蛇蛇
　蛇蛇

　　　　　　草
　　草　　　　草草草
　草草草　　草草草草草
草草草草草草草草草草
草草草草草草草草草草
草草草草草草草草草草草草

　蛇蛇蛇蛇蛇蛇
　蛇蛇蛇蛇蛇
　蛇蛇蛇蛇
　蛇蛇蛇

　　　　　　　　　　　　草
　　　　　　　　　草　　　　草草草
　　　　　　　草草草　　草草草草草
　　　　　　草草草草草草草草草草
　　　　　　草草草草草草草草草草
　　　　　　草草草草草草草草草草

　　　鼠鼠
　　鼠鼠水鼠
　　鼠鼠鼠鼠　　　　　　鼠
　　　鼠鼠鼠鼠鼠鼠鼠鼠
　　　　鼠鼠鼠　鼠鼠鼠
　　　　鼠鼠鼠鼠鼠鼠鼠
　　　　鼠鼠鼠鼠鼠鼠鼠
尾　　　　鼠鼠鼠鼠鼠鼠鼠
尾　　　　鼠鼠鼠鼠鼠鼠鼠
尾尾尾尾尾　鼠鼠鼠鼠鼠鼠鼠
　　　尾　　鼠鼠鼠絵鼠間鼠鼠鼠
　　　尾　　鼠鼠鼠鼠鼠鼠鼠鼠
尼　　　尾尾　鼠鼠鼠鼠鼠鼠鼠鼠
尾　　尾尾尾尾　鼠鼠鼠鼠鼠鼠鼠鼠
尾尾尾尾　　尾尾鼠鼠鼠鼠鼠　鼠鼠鼠鼠

　　　　　　　　　　　　　草
　　　　　　　　　　草　　　草草
　　　　　　　　草　　　草草草　草草草
　　　　　　　草草草　草草草草草草草
　　　　　　草草草草草草草草草土草草草
　　　　　　草草草草草草草草草草草草
　　　　　　草草草草草草草草草草草草草

→答え▶ P.87

時間　　　分　　　秒
正答数　／30

● 縦・横・斜めにたした数の合計が同じになるように、□にあてはまる数を書きましょう。

解き方
下の列の合計は、4＋9＋2＝15
Aは縦を見て、1＋9＝10　15－10＝5
3つの数字がそろった列の合計をヒントに解きましょう。

（上段）□ 1 □
（中段）□ A □
（下段）4 9 2

1

11	□	□
6	10	14
□	□	□

2

□	□	□
4	8	12
11	□	□

3

8	□	□
3	7	□
10	□	□

4

□	□	3
□	6	8
9	□	□

5

□	15	8
□	11	□
□	7	□

6

□	□	15
12	14	16
□	□	□

61日

しりとりツメクロス

月　日

🧠UP!!
記憶力
認知力

→答え▶ P.87

時間　　分　　秒
正答数　　／60

●リストの漢字を入れて時計回りに熟語のしりとりを完成させましょう。熟語の最後の漢字と次の熟語の最初の漢字が重複する部分は□になっています。

スタート →

	海			大		名		相	
	出			介			顔		
主			花			減		地	
	火	一			数		達		近
事			地			線		表	
	指	台			転		便		
法			中		期			訪	告
		物			売		車		
撮		場			情		任		衣
			帳		本		民		

リスト

移　魚　絵　演　応　大　織　過　加　画　影　感
換　機　基　記　義　況　業　敬　券　行　国　香
向　師　似　乗　住　食　進　図　寸　世　責　接
線　速　台　直　的　導　入　念　白　原　半　火
描　風　分　簿　報　方　間　見　問　郵　類　路

間違い探し

月　日

注意力

→答え▶ P.87

時間　　分　　秒

正答数 ／18

●右の絵には 18 か所、左と異なる部分があります。それを探して○で囲みましょう。

正

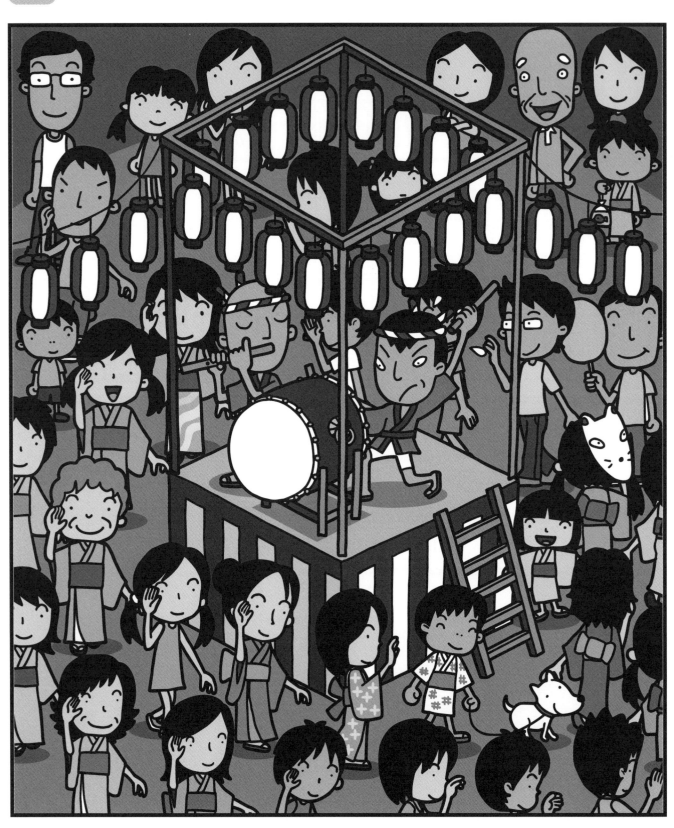

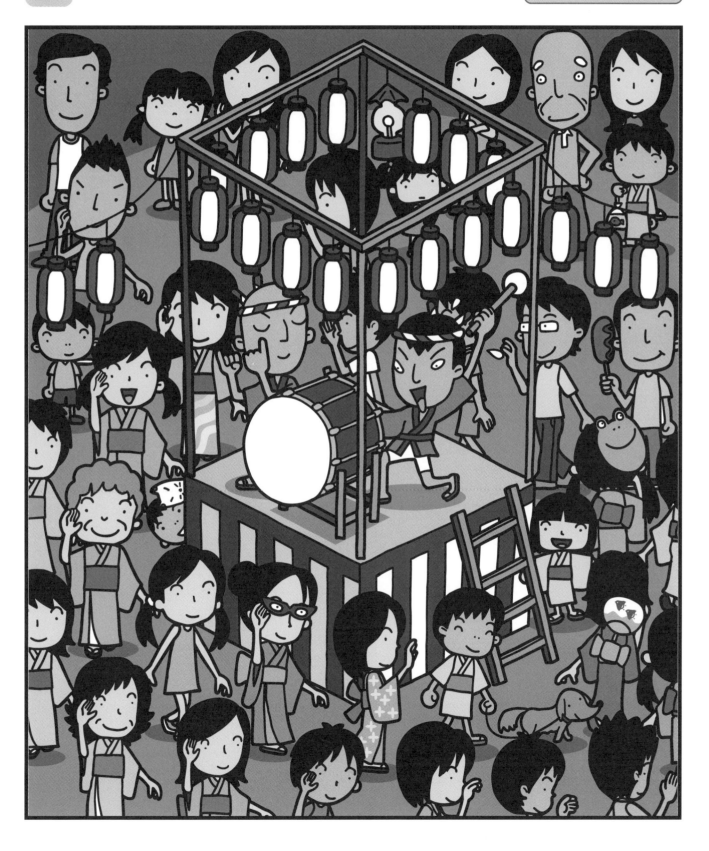

73

解答

1日

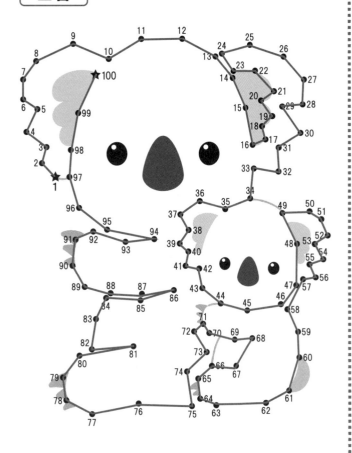

2日

1 危機一髪　　2 意味深長
3 起死回生　　4 単刀直入
5 朝三暮四　　6 自由自在
（朝四暮三）

3日

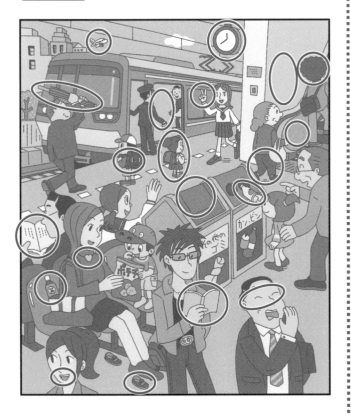

4日

1				❶	8

1
$5 + 3 =$ ❶ 8
$+$　$\times$　❷ 1
$8 - 7 =$
$=$　$=$
❸ 13　❹ 21

2
$12 - 6 =$ ❶ 6
$\div$　$\div$　❷ 8
$6 + 2 =$
$=$　$=$
❸ 2　❹ 3

3
$18 \div 6 =$ ❶ 3
$-$　$+$　❷ 3
$9 \div 3 =$
$=$　$=$
❸ 9　❹ 9

4
$6 \times 6 =$ ❶ 36
$+$　$-$　❷ 2
$8 \div 4 =$
$=$　$=$
❸ 14　❹ 2

5
$15 + 3 =$ ❶ 18
$-$　$\times$　❷ 14
$5 + 9 =$
$=$　$=$
❸ 10　❹ 27

6
$2 \times 4 =$ ❶ 8
$\times$　$\div$　❷ 10
$8 + 2 =$
$=$　$=$
❸ 16　❹ 2

7
$14 \div 2 =$ ❶ 7
$-$　$+$　❷ 13
$9 + 4 =$
$=$　$=$
❸ 5　❹ 6

8
$5 \times 7 =$ ❶ 35
$-$　$-$　❷ 8
$4 + 4 =$
$=$　$=$
❸ 1　❹ 3

5日

虎虚元　　　　　　　　　　　辰虚元
辰皮元辰虚元　　　　　虚皮虚辰虚元
元皮虚　　皮皮虚辰皮元辰皮虚元　虚皮
辰元　　虚　辰辰元虚皮元辰　辰　虚元辰皮
虚辰　皮虚　　虚虚皮虚皮元　　虚元　辰皮
皮虚皮　　　　皮元辰辰　　　虚辰元虚
辰元　　　　　　虚虎　　　元辰元虚
虚　　　　　　　元皮　　　虎元皮
皮辰　　　　　　　　　　　辰虚元
辰皮　　　　　　　　　　　虚皮元辰皮
皮虚　　　●　　　●　　　元辰元皮
元虚皮　　　　　　　　　　皮辰虚皮
辰虎虚辰　　　　　　　　元辰元皮
虚　　　　　　　　　　　辰元虚辰
元辰元　　　　ᐯ　ᐯ　　　虎元皮辰
皮虚皮辰　　　　　　　辰元皮辰皮
元　　　　　　　　　　虚皮辰
　元虚元　　　　　　虚皮辰皮
　皮元皮元　　　　虎虚皮
　辰　皮虚元虎虚皮　虚
　皮虚元　　　　元辰虚
　皮辰皮虚　　　虚皮辰元
　元　辰虎　　　元皮　辰
辰虎虚　　　　　元虚皮
虚元皮元虚　　　辰虎辰元

6日　順不同

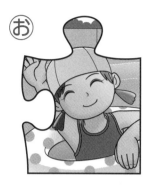 お 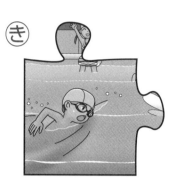 き

どちらもピースの形が合わない

8日

1 49　　2 33　　3 54
4 70　　5 13　　6 31
7 50　　8 67　　9 35
10 55　　11 118　　12 15

7日

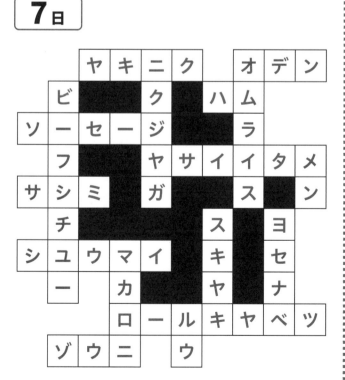

ヤ	キ	ニ	ク		オ	デ	ン
ビ		ク		ハ	ム		
ソ	ー	セ	ー	ジ		ラ	
フ		ヤ	サ	イ	イ	タ	メ
サ	シ	ミ	ガ		ス		ン
チ			ス	ヨ	
シ	ユ	ウ	マ	イ	キ	セ
ー		カ		キ	ヤ	ナ
ロ	ー	ル	キ	ヤ	ベ	ツ
ゾ	ウ	ニ		ウ

9日

1 池　　2 乗　　3 香
4 羽　　5 記　　6 豊
7 高　　8 怒　　9 恋
10 伊　　11 琵　　12 雪
13 軽　　14 朝

10日

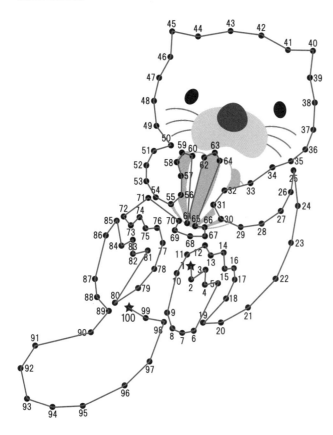

11日

① 祭 　② 奇 　③ 茶
④ 節 　⑤ 奈 　⑥ 景
⑦ 飛 　⑧ 完 　⑨ 嫁

13日

①

	硝		
	子	午	線
江	戸	前	
		中	

②

	反		
	意	気	地
言	語	化	
		熱	

③

		黄	
紙	粘	土	
	着	色	料
	質		

④

		誤	
超	大	作	
	自	動	車
	然		

⑤

		錬	
奨	学	金	
	芸	術	家
	員		

⑥

		最	
前	口	上	
	下	級	生
	手		

12日

①

```
        (7)
         |
        13
   (2)--(2)   (4)--(4)
    |         |
   13        13
   (9)       (5)
    |         |
   (1)--(3)--(2)--(6)
         |
        13
        (8)
```

②

```
        (7)
         |
        12
  (7)--(2)   (3)--(4)
   |          |
  15         14
  (6)        (7)
   |          |
  (1)--(6)--(2)--(6)
        |
       16
       (8)
```

14日

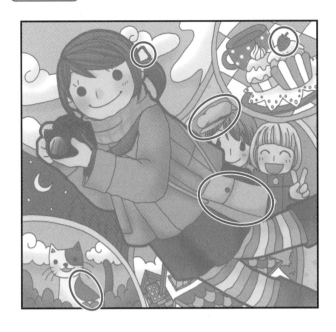

15日

ツ	バ	サ		キ	ビ
	ド	ラ	イ	ヤ	ー
ア	ミ	ダ		タ	
	ン		サ	ツ	カ
オ	ト	ウ	ト		コ
ウ	ン	ド	ウ	カ	イ

16日　上→下の順

1 6、2　　2 4、28
3 4、4　　4 3、20
5 2、6　　6 4、16
7 5、2　　8 17、23
9 7、2　　10 1、25

17日

18日 順不同

1 遠心力、動植物
2 単行本、日和見（ひよりみ）

19日 順不同

1 88、72、64、80、8
2 16、32、96、24、56

20日

う

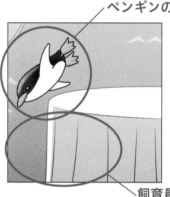

ペンギンの姿が違う

飼育員がいない

21日

聞	踏	不	言	実	行	花	意
温	未	歩	月	進	日	気	外
故	人	代	手	鳥	投	天	風
知	前	変	前	合	想	針	温
新	和	応	味	奇	所	小	四
進	洋	機	噌	適	春	棒	寒
気	折	臨	材	日	月	大	三
鋭	衷	適	和	断	不	柔	優

できた四字熟語　　花鳥風月

22日

1 時間 15 分後は　8 時 40 分
3 時間 35 分前は　3 時 50 分

●時間の筆算です。○時間○分と答えましょう。

1
　　9 時間 10 分
＋　8 時間 45 分
　17 時間 55 分

2
　14 時間 15 分
＋　5 時間 20 分
　19 時間 35 分

3
　17 時間 29 分
－　13 時間 11 分
　4 時間 18 分

4
　16 時間 27 分
－　14 時間 18 分
　2 時間 9 分

5
　19 時間 20 分
＋　5 時間 42 分
　25 時間 2 分

6
　16 時間 16 分
－　3 時間 24 分
　12 時間 52 分

7
　14 時間 9 分
－　6 時間 47 分
　7 時間 22 分

8
　2 時間 58 分
＋　11 時間 45 分
　14 時間 43 分

9
　15 時間 32 分
－　4 時間 55 分
　10 時間 37 分

10
　7 時間 2 分
＋　16 時間 59 分
　24 時間 1 分

23日

1 理路整然
2 喜色満面
3 四面楚歌
4 全身全霊
5 同工異曲
6 暗中模索

24日

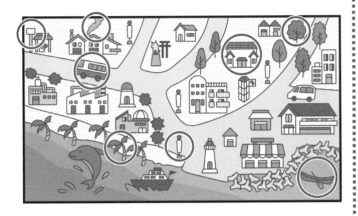

25日

	¹ゴ		²セ	ミ		³コ
⁴コ	ー	ヒ	ー		⁵カ	タ
	ル		⁶タ	⁷テ	ブ	エ
⁸オ		⁹ト	ー	ス	ト	
¹⁰ペ	キ	ン		ト		¹¹パ
ラ		¹²ネ	¹³コ		¹⁴ソ	リ
	¹⁵ヘ	ル	メ	ッ	ト	

26日

1

8	1	6
3	5	7
4	9	2

2

6	7	2
1	5	9
8	3	4

3

4	3	8
9	5	1
2	7	6

4

6	1	8
7	5	3
2	9	4

5

4	9	2
3	5	7
8	1	6

6

2	7	6
9	5	1
4	3	8

27日　間違っている字→正しい字

1 次→継　　2 清→醒
3 掲→傾　　4 緒→著
5 心→針　　6 供→備
7 錐→推　　8 顧→雇
9 収→修　　10 制→製
11 遅→贈（送）
12 映→影

79

28日

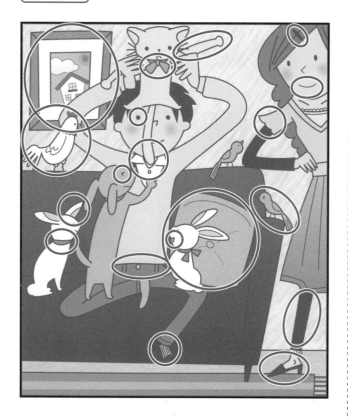

29日

① 明　② 鳥　③ 花
④ 風　⑤ 月　⑥ 光
⑦ 鏡　⑧ 者　⑨ 二
⑩ 石　⑪ 水　⑫ 三
⑬ 天　⑭ 火　⑮ 地
⑯ 一

31日

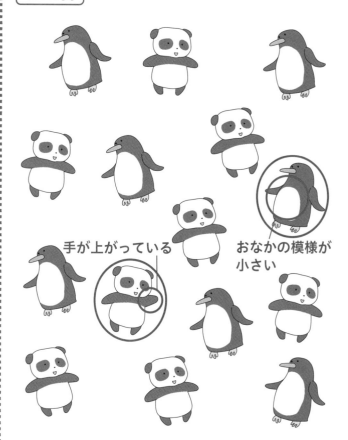

手が上がっている

おなかの模様が小さい

30日

1 たし算

+19	+42	+14
+36	+17	スタート
145	162	16
+5	+25	+13
109	187	29
ゴール		
104	85	43

2 たし算

+19	+37	スタート
78	59	22
+3	+16	+25
81	97	122
+38	+24	+15
199	161	137
ゴール		

3 ひき算

−28	−16	スタート
35	63	162
−5	−24	−13
30	79	149
−11	−39	−7
19	103	142
ゴール		

4 ひき算

−19	−29	スタート
139	158	187
−8	−15	−6
131	51	45
−21	−44	−33
110	66	12
		ゴール

5 たし算・ひき算

−52	+41	スタート
5	57	39
ゴール		
+9	−13	+21
29	16	60
−22	+18	−36
20	42	24

6 たし算・ひき算

+33	−47	スタート
55	22	69
−7	+15	−32
48	57	42
	ゴール	
−16	+28	+14
32	60	74

事	実	無	根	■	目	分	量
■	業	■	本	格	的	■	子
自	家	製	■	式	■	空	論
由	■	造	形	■	満	腹	■
■	商	業	■	心	■	感	情
手	品	■	等	身	大	■	操
裏	■	名	分	■	多	神	教
剣	闘	士	■	有	数	■	育

1 17000　　　2 36280

い

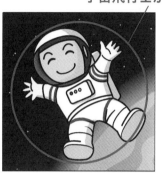

宇宙飛行士が増えている

	風	明					曲	同		
根	清	月				異	工	夫		
六	浄	土	王	政	戦	術	誠	意	創	
	方	西	古	復	海	人	心	誠		
	北	東	今		非	道	世			
	南	西	走		理	無	縫	波	緑	
両	論	由	奔	東	風	粗	衣	天	白	林
否	賛	自	放	耳	馬	食	粗	青	日	千
演	自	画		飲	牛				一	秋
自	作									

1 忍耐　　　2 不在
3 弁解　　　4 残念
5 分別　　　6 便利
7 了解　　　8 命令
9 敬服　　　10 落胆

1 自立　　　2 消費
3 模倣　　　4 任意
5 分裂　　　6 記憶
7 厳格　　　8 供給
9 寒冷　　　10 短縮

37日

①
7	+	5	=	**12** ❶
×		×		
3	+	2	=	**5** ❷
=		=		

❸ **21**　❹ **10**

⑤
10	+	3	=	**13** ❶
+		×		
2	×	4	=	**8** ❷
=		=		

❸ **12**　❹ **7**

②
8	+	3	=	**11** ❶
÷		÷		
4	÷	2	=	**2** ❷
=		=		

❸ **2**　❹ **1**

⑥
16	−	4	=	**12** ❶
÷		+		
8	×	7	=	**56** ❷
=		=		

❸ **2**　❹ **11**

③
5	+	8	=	**13** ❶
+		−		
9	×	6	=	**54** ❷
=		=		

❸ **14**　❹ **2**

⑦
8	+	9	=	**17** ❶
+		−		
6	−	3	=	**3** ❷
=		=		

❸ **14**　❹ **6**

④
12	+	5	=	**17** ❶
−		−		
6	÷	2	=	**3** ❷
=		=		

❸ **6**　❹ **3**

⑧
11	+	7	=	**18** ❶
+		+		
9	−	1	=	**8** ❷
=		=		

❸ **20**　❹ **8**

38日

スタート				
証拠	商売	通過	解消	接続
構成	委託	靴下	退出	収納
偉大	卓上	大義	通称	裏側
異国	遅刻	額縁	運河	概要
強者	区別	着実	街灯	多大
華美	追加	通常	微熱	痛快
微細	印紙	率直	曰火	猪
偉業	始発	基礎	美味	系列
宇宙	羽化	快適	密封	運搬
				ゴール

39日

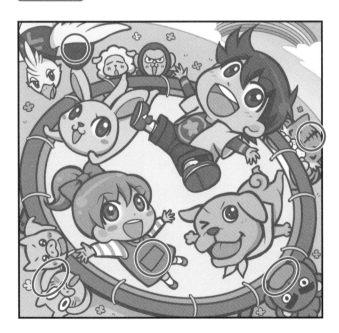

40日

1 頭　　2 図　　3 所
4 田　　5 角　　6 行
7 板　　8 出

41日　左→右、上→下の順

1 8、17
2 10、6、16、25
3 7、15、21
4 6、9
5 8、3、6
6 2、4、4、13

42日

1 以心伝心　　2 晴耕雨読

3 勇猛果敢　　4 品行方正

5 四捨五入　　6 温厚篤実
（とく）

43日

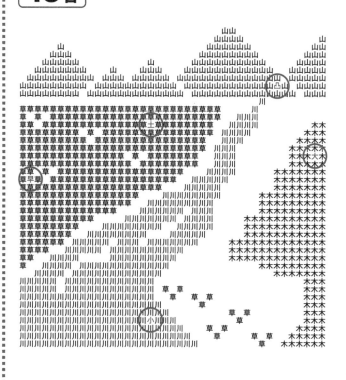

44日

い	す		に		だ	ち	よ	う
か	い	ぞ	く	せ	ん		う	き	わ
	え			ろ		か			
え	い	が	か	ん		ざ	い	ほ	う
は			ん			る		つ	ま
が	す		で		ら			き	
き		せ	ん	ご	く	ぶ	し	ょ	う
	ま	っ	ち		ご			く	
え		け		ぴ	か	そ		せ	
と	ら	ん	ぷ		で	ざ	い	ん	

45日

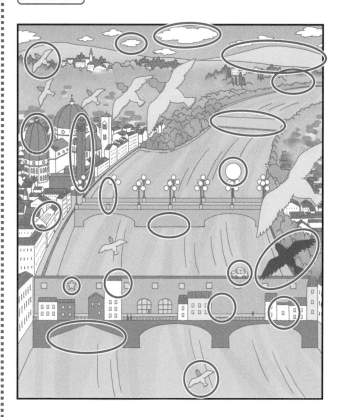

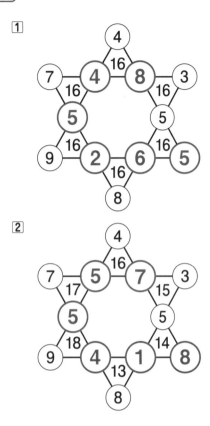

46日

①

4
16
7 — 4 — 8 — 3
16 16 16
5   5
16 16
9 — 2 — 6 — 5
16
8

②

4
16
7 — 5 — 7 — 3
17 15
5   5
18 14
9 — 4 — 1 — 8
13
8

47日

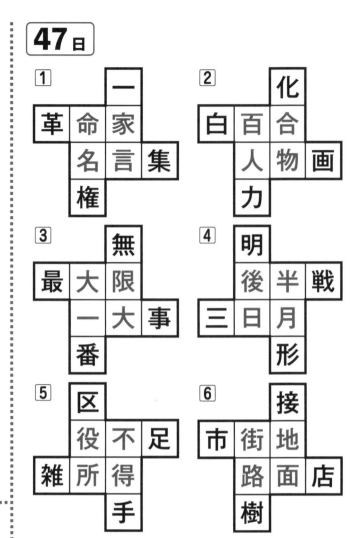

①
一
革 命 家
　 名 言 集
　 権

②
化
白 百 合
　 人 物 画
　 力

③
無
最 大 限
　 一 大 事
　 番

④
明
後 半 戦
三 日 月
　 形

⑤
区
役 不 足
雑 所 得
　 手

⑥
接
市 街 地
　 路 面 店
　 樹

48日

ナ	ツ	■	ブ	ド	ウ
ギ	ャ	ラ	■	ヨ	メ
サ	■	ス	モ	ウ	■
■	ナ	ベ	■	ビ	ア
モ	ン	ガ	イ	■	イ
リ	■	ス	エ	ッ	コ

49日

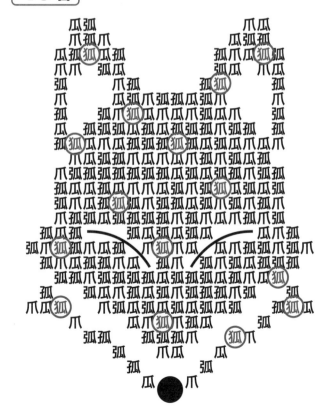

50日

[1] 29　　[2] 21　　[3] 21
[4] 13　　[5] 93　　[6] 13
[7] 31　　[8] 73　　[9] 153
[10] 20　　[11] 152　　[12] 38

52日

[1]
```
10  8  5  19
  18 13 24
    31 37
      68
```
〈解き方〉
10＋8の答え

[2]
```
 4  17  6  3
   21 23  9
     44 32
        76
```

[3]
```
 6  8  2  7
  14 10  9
    24 19
      43
```

[4]
```
 3  6  7  4
   9 13 11
    22 24
       46
```

[5]
```
13  4 12  1
  17 16 13
    33 29
      62
```

[6]
```
15  4  5 10
  19  9 15
    28 24
       52
```

51日

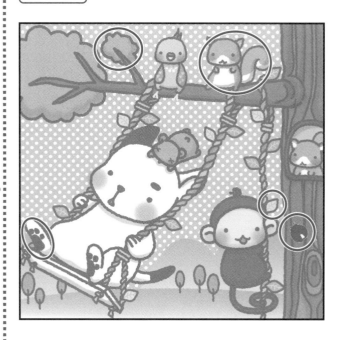

53日

[1] 奇想天外　　[2] 公明正大
[3] 日進月歩　　[4] 八方美人
[5] 表裏一体　　[6] 一刀両断

54日

1

好	奇	心	■	無	双
感	想	■	人	■	眼
	天	体	望	遠	鏡
海	外	■		近	
水	■		好	感	触
浴	衣	姿			覚

2

大		平	家	物	語
御	一	行	■		呂
所	■	四	股	名	音
	周	辺	■	物	料
	波	形	■		
算	数		管	理	人

55日 順不同

1 異口同音、一騎当千
2 公明正大、文武両道

56日

1 19 時間 28 分
2 2 時間 2 分
3 9 時間 36 分
4 12 時間 3 分
5 14 時間 24 分
6 5 時間 13 分
7 16 時間 24 分
8 8 時間 27 分
9 16 時間 32 分
10 19 時間 1 分

57日

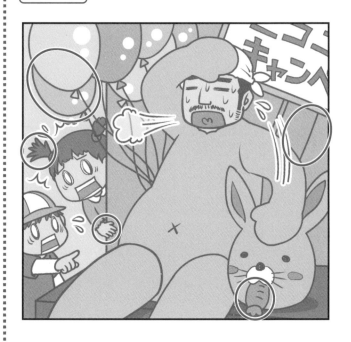

58日

満	足	陶	芸			望	前			
己	自	家	作	電	変	有	途	中		
水	車	用	動	流	転	為	車	下	降	
屋	小	説		物	万			流	気	質
	学	科	書	目	千	道	路	異	人	職
	等	教	体	一	本	料	有	名	同	
徹	初	育	同	心	日	理	固	詞	形	
貫	志	向		芝	居		動	容	範	
昇	上	汚	手	形	人	年	免	許	囲	
	返	名	所	関	個	金	伝	皆	既	
	内	案		入	票	食	月			

59日

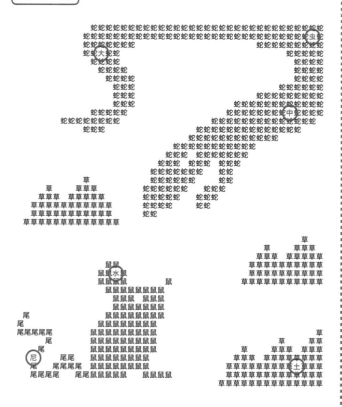

60日

1

11	12	7
6	10	14
13	8	9

2

9	10	5
4	8	12
11	6	7

3

8	9	4
3	7	11
10	5	6

4

5	10	3
4	6	8
9	2	7

5

10	15	8
9	11	13
14	7	12

6

17	10	15
12	14	16
13	18	11

61日

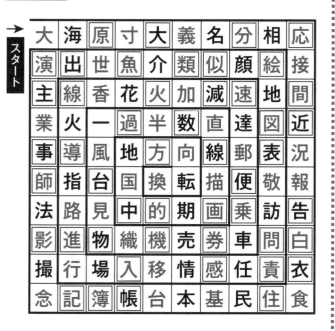

→ スタート	大	海	原	寸	大	義	名	分	相	応
	演	出	世	魚	介	類	似	顔	絵	接
	主	線	香	花	火	加	減	速	地	間
	業	火	一	過	半	数	直	達	図	近
	事	導	風	地	方	向	線	郵	表	況
	師	指	台	国	換	転	描	便	敬	報
	法	路	見	中	的	期	画	乗	訪	告
	影	進	物	織	機	売	券	車	問	白
	撮	行	場	入	移	情	感	任	責	衣
	念	記	簿	帳	台	本	基	民	住	食

62日

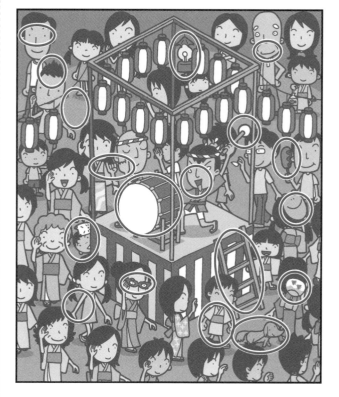

大きな字で脳活性！

川島隆太教授の脳活きらめきパズル

2023 年 10 月 10 日　　第 1 刷発行

監修者	川島隆太
発行人	土屋徹
編集人	滝口勝弘
編集長	古川英二
発行所	株式会社Gakken
	〒141-8416　東京都品川区西五反田 2-11-8
印刷所	中央精版印刷株式会社

STAFF	編集制作	株式会社 エディット
	本文DTP	株式会社 千里
	校正	奎文館

※本書は、新作問題のほか「川島隆太教授の脳トレ　パズル大全　日めくり 366 日」「大人の脳活　おもしろ！ことばパズル」「大人の脳活　おもしろ！漢字パズル」「大人の脳活　おもしろ！数字パズル」「おもしろ！脳活パズル 120 日」「おもしろ！脳活パズル 120 日　クロスワード編」「川島隆太教授の健康脳ドリル　110 日　ひらめきパズル編」「もっと脳が活性化する 100 日間パズル②③④」「川島隆太教授の脳トレ　計算大全　日めくり 366 日」「脳が活性化する大人のおもしろ算数脳ドリル」を再編集・改変したものです。

この本に関する各種お問い合わせ先

●本の内容については、下記サイトのお問い合わせフォームよりお願いします。

https://www.corp-gakken.co.jp/contact/

●在庫については　Tel 03-6431-1250（販売部）

●不良品（落丁・乱丁）については　Tel 0570-000577

学研業務センター

〒354-0045　埼玉県入間郡三芳町上富 279-1

●上記以外のお問い合わせは　Tel 0570-056-710（学研グループ総合案内）

学研グループの書籍・雑誌についての新刊情報・詳細情報は、下記をご覧ください。

学研出版サイト　https://hon.gakken.jp/